フリーズする脳

思考が止まる、言葉に詰まる

築山 節
tsukiyama takashi

NHK出版

はじめに――「ボケの予備軍」としてのフリーズする脳

私は東京・第三北品川病院に「高次脳機能外来」を開設する医師として、これまでに何千人という方々のボケていく脳を診てきました。その経験から確信していることが二つあります。

一つは「脳はボケるようにできている」ということ。こういう言い方は誤解を招くかも知れませんが、これは決して、脳の機能低下は加齢により避けられないものであり、年をとるとみんなボケてしまう、という意味ではありません。むしろ逆で、人間の脳は正しく使い続ければ、何歳になっても、かなりの若々しさを保つことが可能だと私は信じています。

では、脳はボケるようにできているとはどういうことでしょうか？

私たちの脳では、一三〇億個とも言われる神経細胞が、想像を絶する複雑さで回路を張り巡らせ、人間らしい高度で多種多様な活動を司っています。しかし、その機能は何もしなくても維持していられるわけではありません。骨や筋肉と同じように、脳も使わなければ衰えます。もともと脳は、神経細胞一つ一つに意味があるわけではなく、それが集団化してつくるネットワークに本質があるのですが、そのネットワークは使われなければ衰退し、無意味な細胞の集まりに戻ってしまう。簡単に言えば、その結果として起こってくるさまざまな障害――記憶、思考、感情、注意、認識などの能力の著しい低下が「ボケ症状」です。

私たちが当たり前のように、記憶し、それを引き出せること、言葉を話せること、聞き取れること、考えられること、感情を抑制できること、認識できること。これらの能力は、何でもないことのように見えて、じつは日常的な訓練の賜物です。その訓練を、私たちは必要に迫られて、あまりにも日常的に行っています。そのために、訓練の機会をいつの間にか失い、ボケ症状を進行させていても気づかない、ということが往々にしてあります。

ボケとは、脳が壊れることではありません。その点で、ケガや病気などにより脳を損傷したことが原因となる認知症とは区別して考える必要があります。器質（解剖学的な性質）的には何の異常も認められないのに、脳の一部、あるいは大部分が眠ったような状態になってしまう。認知症は高齢になるほど発生しやすいと言えますが、ボケは若くても起こります。特に近年では、まだ二〇代、三〇代の若者が、この症状を訴えて私の外来を訪れるケースが目立ってきました。この傾向は、おそらく、社会の大きな変化と関係しています。

ボケていく患者さんたちを診てきて、私がもう一つ断言できると思うのは「脳は環境によってつくられている」ということです。環境がさまざまな情報や刺激、対応すべき変化を与え、知らず知らずのうちに脳を訓練させている（ここで言う環境とは、何も特別なものではありません。仕事や学校、家庭など、その人を取り巻くあらゆる物事のことです）。だから、簡単にはボケていかないし、また、その人が天性のように持っているクリエイティブな才能なども、じつは環境によってつくられているところが大きいと私は考えています。

ところが、環境が常にバランスのいい訓練の機会を与えてくれるとは限りません。特に現代人の生活には、脳の使い方を偏らせる要素が多分にあります。たとえば、一日中パソコンに向かっている仕事。隣の席との間はパーティションで区切られ、耳にはヘッドフォンを当てて音楽を聴いている。コミュニケーションは基本的にメールで行う。思い出す代わりのようにインターネットで検索する。計算などの雑多な思考作業は道具に任せる。そして、仕事を終えて家に帰ってくると、家族と話すこともなく、テレビを見て寝てしまう……。こういう環境の中で、脳は、ある種の訓練の機会を劇的に失っている可能性があります。

ボケというと、何か特別な原因があって起こることのように思われるかも知れませんが、そうではありません。環境の中に脳をボケさせる要因があり、本人がそれを補う努力をしていなければ、人は簡単にボケます。聡明だった人が定年退職後にあっさり言葉を失う例などが典型ですが、脳を使いすぎるほど使っている若者や働き盛りの人でも、使い方が偏っていれば、ボケは発生します。日常生活の中にぽっかり開いた落とし穴にはまるように、普通の人たちがボケていく。私が知っているだけでも、そういう例は数限りなくあります。

ボケ症状をどんどん深刻化させていくとき、多くの人は、不思議なほどそのことを自覚していません。まるで「裸の王様」のように、自分ではまったくおかしくないと思いながら、以前の自分ではなくなっていく。ボケにはそういう怖さがあります。私の外来を訪れる患者さんたちを見ても、仕事や生活に支障をきたすほど症状を悪化させてから来院されるか、上司やご家族など、周囲の人が異常に気づいて連れてこられるケースがほとんどです。

ボケは甘く見ることのできない問題ですが、治らない病気ではありません。どんなに重い症状でも（他の要因があって脳が器質的に壊れているわけではないなら）、本人の自覚と適切な治療によって必ず改善していくことができます。どんな病気でもそうですが、その上で大切なのは早期発見です。治療を開始するのが早ければ早いほど、より短期間で、確実に、脳の機能を回復させていくことができます（初期の段階で症状が軽いうちなら、治療というほどのことをしなくても、生活の改善と訓練だけで十分に改善していけると思います）。

ボケは、ある日突然起こるものではありません。必ず入り口の段階があります。その「ボケの予備軍」とも言える状態――今、そのレベルにある人が、社会的に非常に増えているのではないかと感じます――が、本書でクローズアップする「フリーズする脳」です。

パソコンで何か作業しているとき、いきなり機能が停止してしまう、操作不能に陥ってしまうことを一般的にフリーズと言います。英語で「freeze」と言えば「凍る」という意味ですが、文字通り凍ったように、コマンドを受けつけなくなってしまう状態。パソコンを使ったことがある人なら、誰でもあの瞬間のもどかしさを経験したことがあるでしょう。

あれと同じようなことが、脳で起こったように感じる。つまり、脳のある機能が思いがけず働かない瞬間がある。たとえば、人に話しかけられたときにうまく反応できない。言葉がなかなか出てこない。思考がすぐに途切れてしまう。よく知っているはずの人や物の名前が思い出せない。メールを送ろうとしてパソコンに向かったものの、何を書こうとしていたのか完全に忘れている。電話で人の話を聞いた直後に、もうその内容が頭から抜け落ちている。

人の話や文章を理解して記憶することができない……。そういう当たり前にできると思っていることが、できない瞬間。あのもどかしい状態を本書では「フリーズ」と呼びます。

フリーズは、脳に問題がない状態でも起こり得ます（それがなぜ起こるのかということも本書では解説していきます）が、最近、それが頻繁になっている、あるいはフリーズしている時間が長くなっていると感じることはないでしょうか？　そういう「空白の時間」が波紋のように広がって、日常生活を侵していく。これはもうボケと無縁ではありません。

右に挙げたような現象は、特に意識しない限り、日常のささいな出来事として過ぎていってしまうでしょう。しかし、なぜそういうことが起こったのか、なぜフリーズする時間が増えているのかということをよく検討していくと、その人の置かれている環境や脳の使い方に問題があり、ボケの進行が始まっている場合があります。逆に言えば、その「フリーズする脳」という段階で気がついて、脳の使い方を改めていけば、より深刻なボケになっていくのを防ぐことができます。その発見と改善の方法を示していくのが本書のテーマです。

脳には個体差があり、また、その人が置かれている環境も千差万別です。「フリーズが起こったから、あなたの脳はこうなっている」と一概には言えません。さらに、脳の機能低下以外の原因も考慮に入れて、慎重に検討する必要があります。本書では、そうした多様性にできるだけ対応するべく、次のようなケースを解説しながら、論を進めていきます。

・商談の最中に不意に言葉が出なくなる、人前で話すのが怖くなった証券マン
・よく知っているはずの名前が思い出せない、思考がちぎれていく大学教授
・PCの前で頻繁に自失する、空回りし、疲弊していくシステムエンジニア
・ネット依存的な生活を送っているうちに、物忘れが激しくなった総務部主任
・会話の相手が複数になると、話が聞き取れなくなる、頭に入らなくなる営業マン
・転職先の企業で度々思考停止状態に陥るようになったエリートビジネスマン
・文章が思い浮かばなくなり、偏執的に見直しを繰り返すフリーライター
・上司になった途端、考える力が衰え、仕事ができなくなった元「優秀な部下」
・すぐ感情に支配され、頭の中が真っ白になる、元「冷静なキャリアウーマン」
・集中力が続かず、空白の時間が増えていく、「勝ち組」志向の司法浪人生

キーワードをタイトルの中にちりばめていますが、これは他人事ではない、と感じるケー

スがあるのではないでしょうか。中をお読みいただくと、さらにその思いを強くされるかも知れません。現代において、ボケの問題は誰にとっても無関係ではなくなっています。

当然、治療した例をそのまま書くわけにはいきませんが、本書で挙げるケースの一部は実際の臨床経験に基づいています。また、その他のケースも「ボケの初期症状として、こうなることが十分に考えられる」という状態を臨床経験から分析し、具体化したものです。

パソコンでも、たまにフリーズが起こるというのは大した問題ではありませんが、それが頻繁に起こるとしたら、原因を究明し、対策を講じる必要があります。脳も同じです。

本書を通じて、少しでも多くの方に、自分の脳を取り巻く環境について考えてみていただきたいと思います。また、脳の使い方を見直すきっかけになれば幸いです。

フリーズする脳　思考が止まる、言葉に詰まる　●目次

意識して目のフォーカス機能を使う
立体感への対応が脳を動かす
会話は脳の広い範囲を使う
機械であることを求められている仕事
パソコンにカスタマイズされる脳
日本にいながら時差ボケを起こしている
朝一時間歩くだけでも脳は活性化される
音読は脳のバランスを整える

第四章 ネット依存と「思い出す力」の低下　85

インターネットと物忘れの関係
ネットで調べた知識は忘れやすい
ネットは「何でも答えてしまう奥さん」
「知っている」ということの概念が変わった
思い出せなければひらめかない
ネット依存に陥っていくメカニズム
「物をよくなくす」「探し物が見つからない」
「部屋の片づけ」は高次脳機能の訓練になる
中高年のネット依存が増えている

第八章 「逃げたい心」が思考を止める

第一章　不意に言葉に詰まる、物忘れをする

脳神経外科医としての経験から

まず、私が行っているボケ治療がどういうものかということについて、少しだけ説明させていただきたいと思います。「フリーズする脳」というのはボケというほどではない、多くの人が日常生活の中で感じているはずの、より軽度な高次脳機能の低下ですが、その延長線上に深刻なボケの問題もあるということを念頭に置いておいていただきたいからです。

私は、もともとは大学病院で手術を手がける脳神経外科医でした。今でも脳神経外科医ですが、手術は行っていません。若くて優秀な先生方にお任せしています。ですが、私がボケ治療に力を注ぐようになったのは、手術をしていた頃の経験が原点になっています。

外科医というのは傲慢なところがあり、手術さえ成功すれば「これでもう大丈夫。患者さんは健常な生活に戻っていける」と考えがちです。ところが、実際はそうとは限りません。そのことを、私は第三北品川病院に脳神経外科部長として赴任してから痛感させられました。一般の病院では、手術をし、リハビリなどを終えてからも、患者さんたちとの付き合いが続きます。定期的な検査以外にも、患者さんのお顔を見たり、「最近どうですか?」とお尋ねしたり、ご家族にヒヤリングをしたりして、病気が再発していないことなどを確めていくわけです。ところが、その患者さんたちの中にボケていってしまう人がいる。

脳の一部を損傷したために、穴の開いたセーターがほつれていくように、他の機能も落ちていってしまうことがあるというのは、私もよく知っていました。そこで、そういう患者さんたちは特に慎重にリハビリを行い、認知症の防止に努めてきたのですが、そうではない、手術後の状態として、外科医の観点から見れば何の問題もない人たちが、ボケていってしまうことがあるのです。当然、ご家族は心配になり、私に対処を求めてきます。

「先生、どうなってるんですか? 何とかして下さい」

私がボケ治療に力を注ぐようになったのは、こういう要望があったからです。

「はじめに」でも少し書きましたが、こうなっていくのは、神経細胞のネットワークが失われ、無意味な細胞の集まりに戻ってしまっていることが原因だと考えられます。神経細胞がなくなっているわけではないので、画像診断では異常が認められない(ただし、低下している機能に該当する部分が痩せてしまっていたり、血管が細くなってしまっていたりすることはあります）。それを治療していくには、少しずつでもその機能を使ってもらい、失われたネットワークを再構築していくことが有効だと考えられます（もちろん、必要があれば脳の血流を改善するなどの内科的治療を並行して行います）。そのためには、どの機能が特に落ちているのかを明確に知る必要があり、私はまずその機能検査の確立に力を注ぎました。

治療（というより訓練ですが）にしても、取り組み始めた当初は試行錯誤の連続で、脳機能を回復させるために効果があると思われることは何でもやってみました。最近話題になっている音読や計算ドリルがある種の脳機能を回復させるのに有効であるということも、私はこの頃から実践の中で確かめていました。その結果として、手術後にボケていく患者さんたちは少しずつ減っていきました。しかし、それ以前に、私は原因が知りたいと思いました。なぜ脳が壊れているわけではない人たちがボケていってしまうのだろう？

ボケに向かっていく悪循環

手術後にボケていった患者さんたちとそのご家族のヒヤリングを行っていくうちに、私は彼らにはある共通の変化があることに気づいていきました。変化は外部から始まっていた。

つまり、手術の前後で、彼らの脳を取り巻く環境が一変してしまっていたのです。

脳の手術というのは、人生の中で何度も経験することのない、生命に直接関わる重大な出来事です。その手術、リハビリを終えて還ってくると、周りの人たちは患者さんを神棚に上げてしまう。要するに、大事にしすぎてしまうのです。特に五〇歳を越えるような年齢の方になると、体力の衰えも目立ってきますから、会社でも家庭でも「もうこの人に無理はさせられない」と思ってしまう。そうすると、以前には自分の脳を使ってやっていたことを少しずつやらなくなり、使わない筋肉が衰えるように、脳の機能も低下していってしまいます。

その変化は、おそらく最初、ささいなものでしょう。何となく気を遣う相手と話すことが面倒になったり、自分の考えをまとめて話すことが苦手になったり、長い話を理解するのが辛くなったりする。つまり、本書で取り上げる「フリーズする脳」のレベルです。

しかし、脳というのは基本的に怠け者であり、楽をしたがるようにできています（脳の原始的な機能である感情や本能がそれを求めます）。そのため、あることが苦手になり、それをやらなくて済むようになると、無意識的にその活動を日常生活の中から排除していってしまうことがある。そうすると、訓練の機会が減って、ますますそのことができなくなります。できなくなると周りの人たちが余計に助けてしまう。さらに脳機能が低下する……。ボケていく患者さんたちは、明らかにこういう悪循環にはまっている傾向がありました。当たり前の話をしているように思われるかも知れませんが、ボケというのは、こういう要素が非常に大きいのです。そうして、ボケ症状を致命的に悪化させていってしまいます。

普通の人たちがボケていく

手術後にボケていく患者さんたちの治療に一定の成果を上げ始めたことを評価していただいたのか、私の外来には、ボケ症状に苦しむ多くの患者さんたちが来院されるようになりました。彼らと接していくうちに、私が確信を深めていったのは、脳が壊れているわけではないのに機能が低下していく——つまりボケ症状に陥っていくきっかけとして、脳の病気になる（ケガをする）、その手術をするというのは、氷山の一角にすぎないということです。脳の病気やケガをしたわけではなく、一見すると何の変哲もない、普通の生活を送ってきたつもりなのに、深刻なボケ症状に陥ってしまった。そういう人を私はたくさん診てきました。

しかし、彼らのお話を聞いてみると、なるほどと思える部分があります。会社の中で忙しく働いている人たち、独立して専門的なお仕事をされている人たち、あるいは主婦や学生……。彼らが置かれている環境はさまざまですが、よくよくお話を聞いてみると、脳の使い方が偏っている面がある。本人も気づかないうちに「何か」をしなくなっていることがあるのです（それはヒヤリングをしていて分かることもありますし、逆に検査をして、何ができなくなっているのかを確認してから、「あなたは普段こういうことをしていないんじゃないですか？」と聞いてみて、確かめることもあります。たとえば、自分の考えをまとめて話すということができない人は、お仕事上マニュアル的な対応しかしておらず、その他の場面ではほとんど単語で話していたりします）。実際、そのことを自覚してもらった上で、生活を改善し、脳機能を回復させる訓練を続けてもらうと、彼らはたいてい治っていきます。

ボケの原則というのは、自分の脳を使っていない、もしくは使い方のバランスが悪いことが原因になる、また、その自分でしなくなっている「何か」を誰かが補ってしまっている場合が多いということです。その「誰か」は人ではなく、パソコン、インターネット、携帯電話、カーナビなどの道具であるのかも知れません。

現代はボケが発生しやすい時代です。もともと個別化社会の進展や職業の細分化など、脳の使い方を偏らせる要素があったところに、さらに偏らせる道具が爆発的に普及した。また、厳しい競争社会は、私たちが何かをしなくなっていることを見逃させ、周りの人がおかしくなっていても指摘しない風潮をつくり出しています。

フリーズは脳からの危険信号

気になるのは、ボケ症状に苦しむ患者さんの層が年々若年化していることです。私がボケの治療に力を入れ始めた当初にも、四〇代、五〇代といった働き盛りの人たちがボケていくケースはたくさんありました。それが今では二〇～三〇代の若者たちにまで広がっている。彼らも、脳に器質的な異常が見られるわけではありません。それでいて症状は深刻で、そのために仕事をクビになったり、日常生活に支障をきたしたりしている人たちもいます。

患者さん以外と話していても、ボケ症状に陥っていく危険性があると感じる人が増えている気がします。私は脳の専門医なので、どうしてもそういう見方をしてしまうのですが、たとえば、話しかけても反応がパッと返ってこない、長い話をしたり聞いたりすることが極端にできない、すぐに「えーと、あれ？　何でしたっけ？」になってしまう。ボケ症状の患者さんではなく、患者さんを連れてくる、自分では正常だと思っているご家族の中にもそういう人が多くいて、私は「あ、この人は危ない」と思って注意を促したりします。

そういう、ボケというほどではないものの、フリーズする脳のレベルにある人たちが、今非常に増えているのではないか。このままいくと、日本の社会全体がボケの世界にまっしぐらに向かってしまうのではないか。その実感が本書を書く私の動機になっています。

私たちは何をしなくなっているのか

前置きが長くなりましたが、ここからが本題。フリーズする脳の具体的なお話です。

私たちがいつの間にかしなくなっている「何か」というのは、多くの場合、それほど単純な活動ではありません。話をしていなかったから、言葉が出なくなった。これは分かりやすい話です。実際に、一人暮らしのお年寄りや定年退職後の方々がそうやってボケていくケースがあり、これはこれで重要な問題ですが、そこまで分かりやすいケースは本書では省きます。普通の人たちがボケていくとき、しなくなっているのは、もう少し複雑な活動です。

たとえば、相手の話をただ聞くのではなく、理解しながら聞くということをしなくなっている。分かりやすい例にすると、学校で授業を聞いているとき、先生の話をちゃんと理解しながら聞き、ポイントとなる言葉を覚えようとしているときと、何となく聞いているときとでは、同じ「聞く」ということでも、脳の使い方は全然違ってきます。はっきりと言えば、後者のような場合には、高次脳機能と呼ばれるような脳の機能はほとんど使っていません。

また、相手の話に対して、臨機応変に自分の考えをまとめ、記憶や言葉を組み立てて返答するということ（それをするためには、相手の思考や感情を読み、一方では自分の感情も抑えていなければいけないという、高度で多面的な脳の働きが求められます）。日頃マニュアル的な対応やほとんど単語レベルの対応に終始していたり、時間を置いて返答すればいいメールなどに頼りすぎていたりすると、その訓練の機会を失っていることがあります。

大事なことなので繰り返しますが、最初は忙しいからやらないつもりでいても、いつの間にか苦手になり、苦手になるとますますやらなくなり、やらなくなるとできなくなるという、その悪循環の先にあるのが、じつはボケ症状です。最近、相手の話をしっかり聞かなければいけない場面で、何となくぼんやりしてしまい、内容がうまく捉えられない、言葉が記憶に残らない、自分の考えを伝えようとしてもそれがまとまらない、単語しか出てこない。そういうもどかしい経験をしたことはありませんか？　それが本書で言う「フリーズ」です。体調が悪かったり寝不足だったりすると、そういうことが起こりやすくなりますが、それが日常的になっているとしたら、ボケの入り口の段階まで来ている可能性があります。

人間を人間たらしめている前頭葉

この「理解する」「考えをまとめる」「相手の思考や感情を読む」「感情を抑える」、またそれらを総合して「自分の行動を決める」「それを意志的・計画的に行う」というのが、いわゆる高次脳機能の働きであり、その中枢を担っているのは「前頭葉」と呼ばれる領域です。

本書では、できるだけ専門的な用語は使わず、みなさんがよくご存じの言葉で語るように心がけていますが、全体の鍵になるお話ですので、少し専門的に説明させて下さい。

前頭葉は、大脳半球の前方、脳の表面積全体の約四〇パーセントをも占めている領域です。頭部を表面的に見た場合には、額の部分が前頭葉の中心、横から見れば、目より上で耳の線より前のあたりに位置しています（細かく言えば、前頭葉には、運動野、前運動野、前頭葉眼球運動領、運動性言語野、前頭連合野という五つの領域がありますが、本書ではこだわっ

脳の構造

●大脳を横から見た図

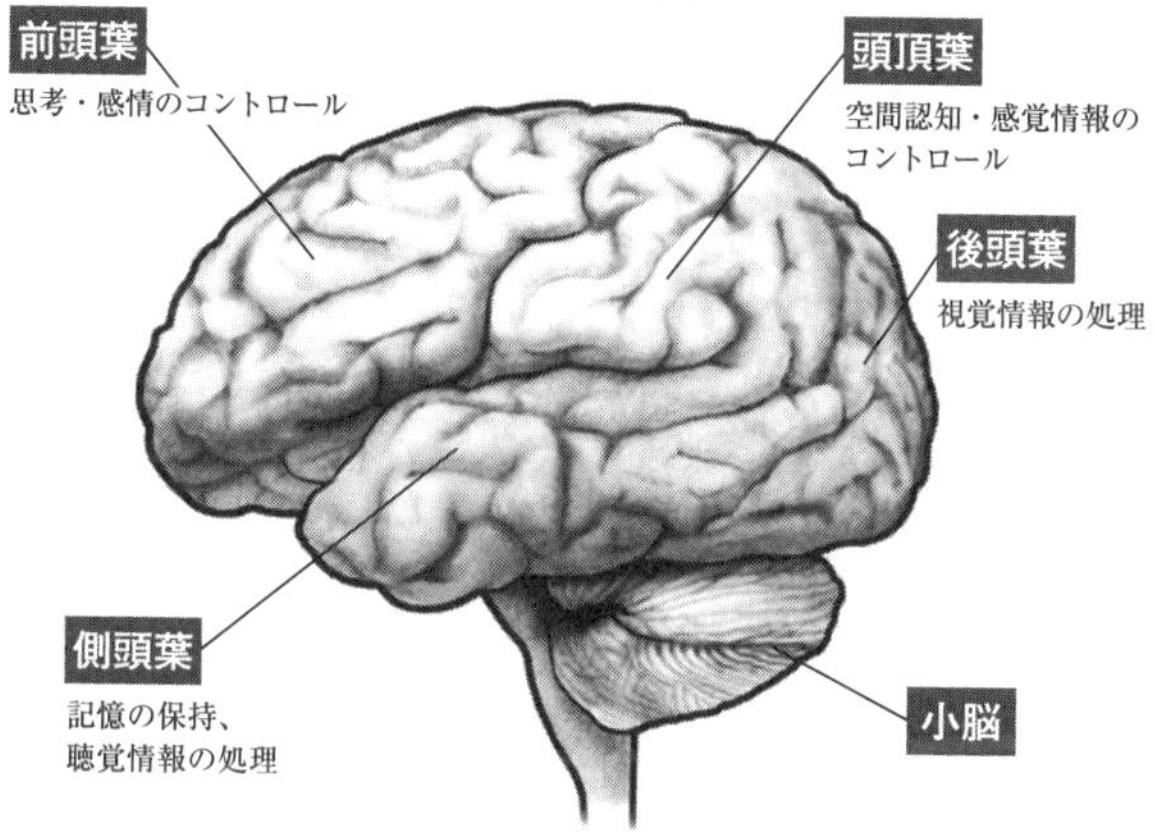

●大脳辺縁系

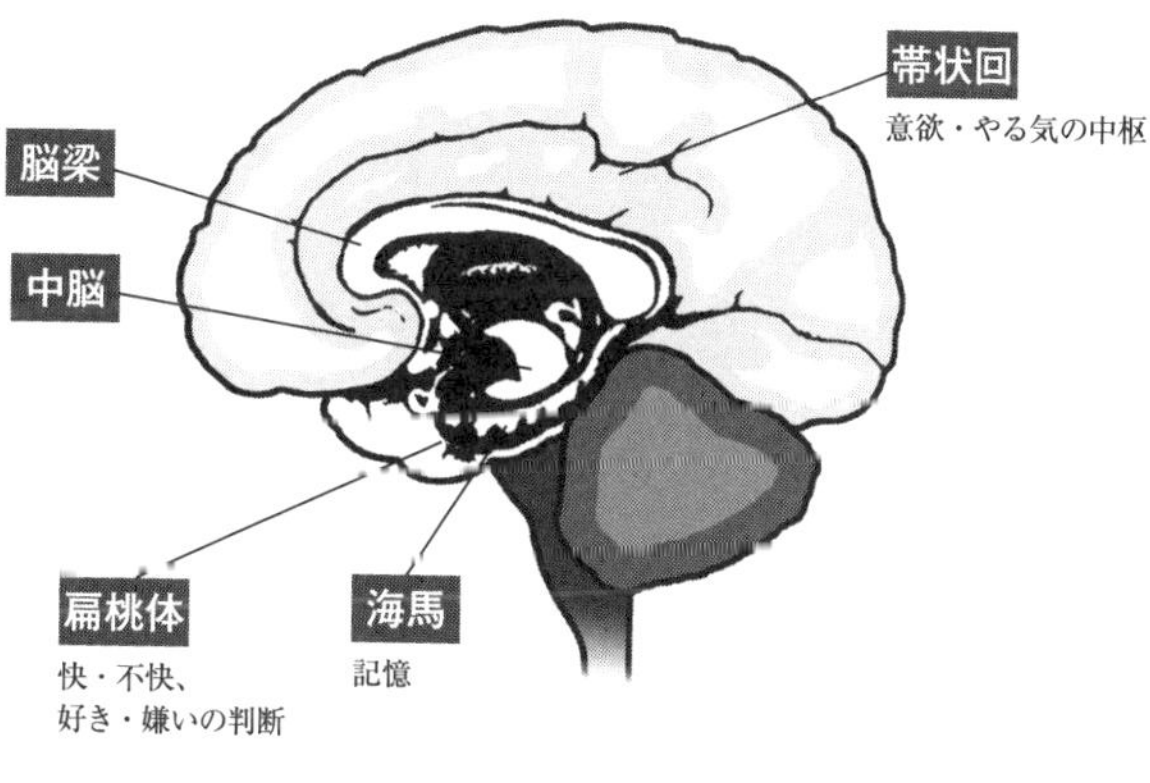

て考えません）。進化の過程上、人間になってから飛躍的に発達した領域で、前述のような高度な活動すべてに関係する、人間を人間たらしめている脳と言っていいでしょう。

視覚野や聴覚野など感覚野から入力された情報は、頭頂葉、側頭葉、後頭葉を介して前頭葉に集められます。前頭葉はその情報を処理する。より具体的に言えば、選択・判断・系列化という過程を通して、記憶、思考、感情のコントロールに大きな影響を与えます。その機能が高い人ほど、状況を冷静に分析し、的確な行動をより速く決めることができるようになる。分かりやすく言えば、話を組み立てるのも、手順を考えるのも上手くなります。


では逆に、前頭葉の機能が低下してくるとどういう状態になるでしょうか？

いきなりまったく話ができなくなったり、次の行動が決められなくなったりするわけではありません。それ以前に、話や行動が「反射的・パターン的になる」という段階があります。このことは「上の空」になっているときのことを考えてみると分かりやすいでしょう。

上の空の状態になっているとき、私たちは意識して何か活動をしているわけではありません。それでも、歩くことはできるし、簡単な作業を続けることもできるし、危険ですが、車の運転を続けることもできます。さらに、下手をすると、朝起きてから会社に到着するまでの一連の行動――歯を磨き、スーツに着替えて、朝食を食べ、電車に乗り……をすべて上の空で行うこともできるし、帰宅してからの行動――夕食を食べ、お風呂に入って体や髪を洗い、明日の準備をして布団に入る……もすべて上の空でできてしまうかも知れません。

これは考えてみるとすごいことです。こういう無意識的にできる行動を称して「体が覚えている」と言ったりしますが、本当に覚えているのは、体ではなく脳です。しかし、上の空で行動しているとき、私たちは高次脳機能と呼ばれるような能力をほとんど使っていません。前頭葉の機能が低下してくると、活動がそういうことばかりになってきます。

こういう言い方は語弊があるかも知れませんが、私たち人間は、よくプログラミングされたロボットのようなところがあります。ボタンを押せば動く機械のように、さまざまなことが反射的・パターン的にできるようになっている。もちろん、そのプログラムは人それぞれの人生の中で、自分で入力してきたものですが、特に意識しない限り、むしろ反射的・パターン的に動いてしまう。しかし、ロボットと違うのは、意志があり、その場の状況に応じて行動を変えていくことができる。新しい組み立てを考えていけるということです。

たとえば、松坂大輔がボールを投げる。そのとき彼は、手をどう動かそう、足をどう動かそうなどとは、いちいち考えていないはずです。ただ外角にストレートを投げようと思った瞬間に、一連の動作が反射的・パターン的に出てくるようになっている。また、もう少し大きなまとまりで考えれば、投球の組み立て方、試合展開に対する考え方なども、かなり反射的・パターン的になっていると思います。ある意味でピッチングマシーンと化しているわけですが、単なる機械と違うのは、そこに前頭葉という、意志を持って行動や考え方を変化させていく器官が載っていることです。試合の状況に応じて、投球の組み立てを変え、またそのために体の動きを微妙に変化させる。そういうことができるのが、高次脳機能を使えている、前頭葉が十分に働いている状態であり、人間がロボットと違うところです。

新しく組み立てている部分があるか

脳が、さまざまな行動や考え方（話し方や文章の書き方なども同様です）をいつの間にか反射的・パターン的にしようとしていることは、とても有効なことだと考えられます。なぜなら、脳の仕事量は有限です。すべてのことをゼロから選択・判断・系列化しなければならなかったら、私たちの生活は相当に低レベルで、ぎこちないものになってしまうでしょう。

反射的・パターン的な部分を土台にしながら、その上に新しく組み立てていく部分を載せているから、私たちは高度で複雑な活動を比較的スムーズに行うことができるわけです。

しかし、ここで一つ考えてみていただきたいことがあります。

私たちの生活の中には、どれだけ「新しく組み立てていく部分」があるでしょうか？ たとえば、先ほどの上の空状態でできることの中には、新しく組み立てていく部分はほとんどありません。もしこれがすべて初めてする行動であれば、いちいち前頭葉を使って行動を組み立てていかなければならないでしょう。しかし、いつもの習慣と通い慣れた道であれば、そんな必要はなく、反射的・パターン的な行動に任せておけば終わっていきます。

仕事では前頭葉を使っているはずだと思われるかも知れませんが、そうとも限りません。仕事というのは、経験年数が長くなればなるほど、反射的・パターン的にできることが増えていくものです。職人的なお仕事だけでなく、一見高度な組み立てを求められるようなお仕事でも、たとえば問題解決に至るまでの思考のプロセスが反射的・パターン的になってきたり、あることを説明するときの言葉の組み立て方、話の組み立て方が反射的・パターン的になってきたりする。もちろん、その中でも新しく組み立てていかなければいけない場面はあると思いますが、それが相当に少なくなってしまう。そうなってくると、ほとんど一日上の空でいたのに、仕事は滞りなく終わっていた、ということも起こり得るわけです。

お仕事がそうなっている方で、普段の生活でも同じようなことしかしない、気心の知れた人としか話さない、という生活を何年も続けていると、前頭葉機能を使って新しく行動や思考を組み立てていく力は、どうしても落ちてしまいます。そうして、何か変化を振られたときにフリーズする。咄嗟に状況を理解して、臨機応変な対応をするということができず、思考の空白ができてしまう。フリーズする脳には、一つにはそういう面があります。

ケース❶ 商談の最中に不意に言葉が出なくなる、人前で話すのが怖くなった証券マン

桜井直さん（仮名。32歳）。証券会社勤務。30歳で結婚、また営業グループのリーダーに。優秀な部下が多く、特に対策を講じなくても、グループの成績は安定的に伸びている。もともと話すことは得意で、20代の頃は顧客対応もよくできる優秀な営業マンだった。

現在の業務は管理が中心。仕事量が多いため、顧客対応は基本的に部下に任せている。部下の不在中、顧客からの電話に対応したところ、思いがけず思考停止状態に陥った。分からない話ではないはずなのに、言葉が出てこず、頭の中が真っ白になってしまった。その場は「後で部下に説明させます」と取り繕ったが、そういうことが増えていった。大事な場面で話すことが怖くなり、ますます顧客との対応を避けるようになった。

このケースは、実際に私の外来にいらした患者さんをモデルにしています。といっても、病院で治療しなければならないようなレベルの症状ではありません。画像診断や脳機能検査をしても、特に異常は認められなかったので、本書で解説するような指導をして、「症状が悪化するようなら、またいらして下さい」とお伝えするに留めました。しかし、このケースの中にも、人がボケていくきっかけとなる要素が含まれていると私は考えています。

「できていた自分」のイメージ

桜井さんは、もともと話術と頭の回転の速さに自信があり、営業マンとしての成績も非常に優秀だったそうです。また、かなり派手な生活をしていたタイプで、二〇代の頃は、年齢・

性別を問わず、いろいろな人たちとよく遊んでいました。ところが三〇歳で結婚し、仕事でも営業グループのリーダーになってからは、生活を落ち着かせていった。アフター5も、同僚や部下たちと馴染みの店に行く以外は、まっすぐ家に帰るようになりました。よき上司、よき夫になろうとしたわけですが、ある意味で生活が型にはまっていったところがあります。

一方、仕事では、直接顧客と対応する現場から離れ、デスクワークが中心になった。部下の管理や指導をしなければならない立場ですが、彼らもかつての桜井さんのように優秀なので、その面での仕事はあまりない。しかし、仕事量は増えたので、それを効率的に片づけなければいけない。そういう状態がずっと続いていました。それでも問題なく上手くいっていたのですが、あるとき、顧客から電話がかかってきた。いつもなら基本的に部下の誰かが対応するところですが、出払っていたので桜井さんが出ました。その内容は簡単に言えば、

「株が上がらないじゃないか。どうにかしてくれ」

ということだったそうです。

私は門外漢なので上手い表現が思いつきませんが、要するに単なるクレームの電話ではない。契約上、自己責任であることは分かっているが、何とか桜井さんたちに責任をとらせたい。しかし、この株では前にも儲けさせてもらっているので、今後の展開に期待したいとも

思っている……。そんな要素が微妙なバランスで混じっている電話だったそうです。

そういう電話でも、以前の桜井さんなら臨機応変な対応ができていました。桜井さんの頭の中には「できていた自分」のイメージがあります。ところが今は、頭がきびきびと働かないように感じる。まず相手が何を言おうとしているのか、その要点を上手く捉えることができない。また、返答する言葉を頭の中でパッと組み立てることができない。相手は電話の向こうで話し続けているのに、桜井さんは完全に思考停止状態に陥ってしまっている。

結局、そのときは「後で部下に説明させます」と言って何とかなったそうですが、そういうことが度々起こるようになった。それで大事な場面で話すのが怖くなり、自分はどうしてしまったんだろうと不安になっている、というのが桜井さんのケースの概要です。

もちろん、こういうことが起こった原因を一面的に考えることはできません。寝不足だったのかも知れないし、疲れて頭が働いていなかったのかも知れない。また、現場から離れていたわけですから、以前とは心構えや思考体系も変わってしまっていたでしょう。しかし、そういうことを差し引いても、自分の頭の働かなさに驚いた。それが一過性のものではないことに仄暗《ほのぐら》さを感じているからこそ、桜井さんは病院を訪ねてこられたわけです。

管理職になって脳の使い方が変わった

このケースのポイントは大きく分けて二つあると思います。一つは、いつの間にか前頭葉の選択・判断・系列化の機能を使う機会が減ってしまっていたのではないかということです。

これは私自身が、現場で多くの患者さんたちと接していた医師から、病院の院長、財団の理事長という、管理することが中心の立場になっていったので分かるのですが、立場が上がって、より大きな仕事を任されたからといって、より思考的になるとは限りません。会う人が限られ、毎日の会話の内容も似たようなものになり、また、組織のシステムの中でパターン化された動きを求められてくる面もあります（逆に言えば、以前より反射的・パターン的な組み立てで対応する部分を増やしていかないと、仕事がこなせなくなってきます）。

桜井さんのケースにも、同じような要素があるのではないでしょうか。

現場にいた頃の桜井さんは、市場の変化に対応しながら、何を言い出すか分からないお客さんを多く相手にして、素早く柔軟な対応ができていた。もちろん、反射的・パターン的な組み立てで対応している部分もあったと思いますが、新しい組み立ても常にできるようにしていた。それは前頭葉機能を非常によく使うお仕事だったと思います。それが今では、気心の知れた部下や同僚を相手にするという、変化の小さい世界に入っている。日々のデスクワークでも、効率的に片づけようとするということは、反射的・パターン的な組み立てで対応できることを増やすということです。もちろん、それが悪いわけではありませんが、そういう傾向を強くしていくと、新しい組み立てを考える力が落ちていってしまう場合がありますす。その結果として、変化を振られたときの対応力が以前よりも鈍くなり、フェイントにかかりやすい人になっているというのが、今の桜井さんの状態だろうと思います。

フェイントにかかりやすい人になる

フェイントというのは、スポーツで考えてみると分かりやすいでしょう。たとえばサッカーでも、ドリブルで相手ディフェンスを抜くとき、右に行くぞと見せかけて左に行ったりする。それへの対応力がないディフェンダーは、どうすることもできずに固まってしまう。ビジネスでもそういう場面があると思います。先ほどの顧客からの電話なども、おそらくわざと迷わせるような言い方をしているわけです。そういうフェイントをかけられても冷静に対応できる、相手の真意を瞬間的に理解し、適切な言葉を組み立てて返すことができるというのが、前頭葉の機能が高く保たれている状態ですが、それが低下してくると、簡単にフリーズしてしまう。反射的・パターン的な対応をするのがやっとになってしまいます。商談の場面だけでなく、生活のあらゆる場面で、そういうことは起こり得ます。

「後で部下に説明させます」ということの意味

桜井さんのケースのもう一つのポイントは、「後で部下に説明させます」という逃げを覚えたことです。上司になると、別の仕事があることを理由に、面倒なことを部下に任せ、自分は反射的・パターン的な組み立てで対応できる世界に逃げ込んでいくことがあります。脳は基本的に安定した状態を望むもので、本当はフェイントなどかけられたくない。それでも現場にいた頃の桜井さんは、自分の脳を使って対応するしかないから対応し、それが難なくできるように訓練されていたわけですが、その変化への対応を今は「部下に説明させます」という簡単な一言に置き換えようとしている。それはある程度仕方のないことですが、そうやっていくうちに、どんどん前頭葉の仕事を減らしてしまっている場合があります。

誰かが自分の代わりに脳を使ってくれたら、その人はある面で脳を使わなくて済みます。桜井さんの場合は、自分が苦手になったことを部下に依存するようになったわけですが、その他にも、会社の他部門に任せたり、スケジュール管理を秘書に任せたり、家庭内の些末事をすべて奥さんに任せたりと、私たちはあの手この手で、脳の仕事を偏らせようとしているところがあります。そこにパソコン任せ、インターネット任せ、モバイル任せ、カーナビ任せなどが加わったのが、現代人の脳を取り巻く環境の一面ではないでしょうか。

みんなが笑っているときに笑えなくなる

桜井さんの場合、顧客対応がよくできていた自分というイメージがあったのに、それがいつの間にか全然できなくなっていた。そのギャップをフリーズしたように感じたわけですが、前頭葉の機能が低下すると、他にも次のようなことが起こりやすくなってきます。

・会話の中に「あれ」「それ」などの指示語が多くなる
・慣れない相手に言いたいことを上手く伝えられなくなる

・同じ相手に、同じ話や冗談を繰り返し言うことが多くなる
・みんなが笑っているときにタイミングよく笑えなくなる
・予定を立てるのが苦手になり、時間を上手く使えなくなる
・物をよくなくすようになる。紛失物を上手く探せなくなる
・全体を考えることが苦手になり、細部に固執しがちになる
・融通が利かなくなる。流行や時事的なことに疎くなる

みんなが笑っているときに笑えなくなるというのは、少し理由が分かりにくいかも知れませんが、じつはこれがいちばん典型的な症例かも知れません。というのは、笑いには落差があります。「本当ならこうなのに、こっちに行った」という変化の大きさが笑いになる。それに瞬間的に対応できているから、みんな笑っているわけですが、それに対応できない人は、おかしさが理解できないので笑えない。不意をつかれたようになってしまいます。

右のようなことがよくあるという人は、自分の生活を振り返ってみて下さい。前頭葉を訓練する機会をなくしてしまっていないでしょうか?

第二章　「まあいいや」が人をボケさせる

何を話しているのか分からなくなる

結婚式のスピーチなど、人前で話しているときに、不意に頭の中が真っ白になり、何も考えられなくなってしまった。そういう経験は誰にでもあると思います。これも一種のフリーズだと言っていいでしょう。こういう現象は、思考系が感情系に圧倒されているときに起こります。思考系の中枢である前頭葉には、感情をコントロールする機能もあるのですが、極度の緊張状態などに置かれ、感情系が「うわっ！　大変だ！」となると、それを抑えるために大きなエネルギーを割かなければならなくなり、オーバーヒートのような状態になってしまう。それで、必死に覚えてきた祝辞の台詞などが全部飛んでしまったりするわけです。

これは当然起こるフリーズで、ボケとは関係ありません（ただし、脳内のバランスとして、感情系に対して思考系が弱くなりすぎているために、こういうパニック状態が起こりやすくなっているケースはあります。それについては、第八章で改めて解説します）。

高次脳機能の低下が疑われるのは、比較的リラックスしている、しかし、しっかりと話さなければいけないという場面で、フリーズが起こる。何を話しているのか分からなくなったり、支離滅裂になったりする。そういうことが起こりやすくなっている場合です。

ケース❷ よく知っているはずの名前が思い出せない、思考がちぎれていく大学教授

尾花一郎さん（仮名。58歳）。国立大学文学部教授。専門は仏文学。学部長も務める。息子も娘も独立し、奥さんと二人暮らし。家庭人としては安穏な日々を送っている。最近、人前で話している最中に何を話しているのか分からなくなり、冷や汗をかいた。人と会うことが多いが、どうしても相手の名前を思い出せず、焦ることがよくある。よく知っているはずの俳優をテレビで見ても名前が出てこない、ということも多い。何かを思い立ち、手帳にメモしておくが、そのこと自体を忘れてしまうことがある。カーナビのない状態で車を運転していたら、よく知っているはずの町で道に迷った。「頑固になった」「考え方が古い」と言われるが、自分はこれでいいと信じている。まもなく定年を迎える。自分はボケてしまうのではないかと不安に感じている。

話している最中に何を話しているのか分からなくなる、というのは、自分の思考をコーディネートできなくなっている状態だと考えられます。私たちは外部から入力された情報と脳内に記憶されている情報を組み合わせて、新しい思考を構築していきます。それをしているのは主に前頭葉です。前章の桜井さんのケースでは、前頭葉機能が以前より低下しているために、臨機応変な組み立てが苦手になっている状態だと指摘しましたが、尾花さんの場合はさらに、おそらく、新しく組み立てた思考を保持しておく力も弱くなっていきます。

酔っぱらいはなぜ「止まる」のか

私たちは何か行動するとき、一つの動作を行ってから次の動作を考えているわけではありません。動作の組み立ては最初に考えておいて、それを次々に出しているわけです（その組み立てを繰り返し実行していくと、反射的・パターン的にできるようになります）。それをするためには、組み立てた状態をしばらく頭の中に保っておかなければなりません。それが崩れてしまうと、ある動作をしている最中に「何してるんだっけ？」になってしまう。

話すというのも系列化です。言葉や記憶、思考を並べていった段階で、初めて一つの話が

成り立つわけですが、その組み立てた状態を保持しておくということができないと、

「あれ？　今どんな話をしているんだっけ？」

ということになってしまいます。

こういうことは、前頭葉の機能が恒常的に低下しているときだけでなく、思考系の緊張が途切れているときにも起こります。典型的な例は酔っぱらいです。私もお酒は好きでよく飲みますが、酔っぱらいというのは、基本的に思考系の緊張状態が続きません。そのため、何か面白い話をしようとして、頭の中で組み立てても、話している最中に消えてしまい、

「…………」

となってしまう。まさにフリーズしたように固まってしまうわけです。

系列化することを束を握っておくことだとすると、その力が強い人は、たくさんの束を長く握っていられる。しかし、もともと力が強い人でも、緊張状態が切れてしまうと、それが弛《ゆる》んでしまいます。束を握っておく力を強くするには、日頃から訓練していなければいけないし、緊張状態を保っておくということも、訓練していないとできなくなります。

尾花さんのような、人前で話すことに慣れているはずのお仕事の方がなぜ……と思われる

かも知れませんが、いくら普段から人前で話していても、その内容が同じようなものであったら、話を新しく組み立て、それを保持しておくということの訓練にはなりません。尾花さんのようなお仕事を何十年もされている方の場合、ご専門の話であれば、ほとんど反射的・パターン的な組み立てだけでもできるようになっていると思います。そういう話をテープレコーダーのように毎日繰り返していても、高次脳機能を使っていることにはならないわけです。いろいろなテーマの話をいろいろな組み立てでする、ということが前頭葉の訓練になります。尾花さんはそういう機会が少なくなってしまっていたのかも知れません。

カーナビが代行している脳の仕事

カーナビのない状態で車を運転していたら、よく知っているはずの町で道に迷ったというのは、これまでその町を走っているとき、高次脳機能を使っていなかったということです。道順を覚えておくというのは、空間認識の問題、つまり頭頂葉の機能の問題のように思われるかも知れません（実際に頭頂葉の問題も大きく、よく道に迷うという人の脳を画像診断してみると、頭頂葉の部分が痩せてしまっていることがあります）が、それだけではありません。道順を覚えるときには、空間の中から自分なりの目印を選択し、それを見たときにどうすればいいのか（右に曲がるのか、左に曲がるのか、直進するのか）を判断し、その選択・判断を並べていって、一つの道順を組み立てていく。それを頭の中に保持しておいて運転すれば、目的地まで間違いなく辿り着けるわけです。ところが、その選択・判断・系列化をまったくやっていなかったから、「空間は見覚えあるんだけど、どこでどう曲がればいいのか分からない」という状態になってしまった。それで道に迷ったのだと考えられます。

このカーナビの話が典型的ですが、私たちは便利な道具を使いこなすことによって、より高度な活動をするようになったというよりも、今まで自分の脳を使ってやっていたことをやらなくなってしまった。そういう面の方が大きいのではないかと私は感じています。

記憶を引き出しやすくする方法

人の名前などが思い出せなくなったというのも、おそらく前頭葉機能の低下と関係しています。記憶というと、海馬《かいば》や側頭葉の問題だと考えられがちですが、ごく簡単に言えば、これらは記憶を蓄えておくところです。それをその場の状況に応じて引き出してこられるかということになると、前頭葉、もしくは前頭葉と海馬・側頭葉の連絡が問題になってきます。

私は、記憶を引き出しやすくする方法は大きく分けて三つあると考えています。

まず一つ目は繰り返し思い出すこと。たとえば、ある人の顔を見たときに「この人は○○さん」と思い出す経験を重ねていくと、その名前は反射的に出てくるようになります。

二つ目はファイル化すること。「マジック7」と呼ばれる現象（人間が一時に記憶できる言葉や数字などの要素は、多い人で七つ、少ない人で三つ、五±二が標準的と言われていて、それ以上はどうしても忘れてしまう）があるように、私たちが単純に覚えられることは意外なほど少ないものです。ところが、ファイル化をすればもっとたくさん覚えられる。

ファイル化というのは、次のように考えてみると分かりやすいでしょう。たとえば、プロ野球選手の名前を全員記憶しろと言われても、とても覚えていられません。しかし、まずはセ・リーグとパ・リーグにファイル化する。次にセ・リーグにはこういうチーム、パ・リーグにはこういうチームという風にファイル化する。さらに「このチームの内野手には何という選手がいる」という風にファイル化する。そうやってファイル化していけば、より多くの選手の名前を覚えていることができるし、記憶を引き出すことも容易になります。

三つ目は、記憶を引き出すときの〝手がかり〟を増やすことです。たとえば、毎日同じ部屋でたくさんの人と会い、同じような話をしていると、誰が誰だか分からなくなってしまいますが、場所を変えて会えば「どこそこでお会いした○○さん」という風に、記憶を引き出すときの手がかりが一つ増えます。さらに「一緒に何々をした」とか「何々をプレゼントした」とかいう条件が加わってくると、さらに記憶は引き出しやすくなります。

記憶を引き出しやすくするには、このどれかをしておくことが非常に重要で、逆に言えば、どれもしていなければ思い出せなくなって当然です。私たちの脳は、見た情報、聞いた情報がすべてとりあえず記憶されるようにできています（覚えたつもりもないようなことが、ふとした拍子に出てきたりするのはそのためです）。ところが、高次脳機能を使って引き出せるようにしておかないと、必要なときにパッと引き出すことができないのです。

記憶力というと、無意味に並べた数字や記号を何個覚えていられるかというような短期記憶の力ばかりが注目されがちです（そういう力は、まさに漢字の書き取りや計算ドリルなどによって鍛えられます）が、本当に大事なのは、こういう反復練習、ファイル化、手がかりづくりの努力をどれだけしているかということです（これはおそらく、私たちがインターネットやモバイルを使い慣れることによって、もっともしなくなっていることの一つです）。

毎日漫然とたくさんの人と会っている人は、そういう努力が完全に習慣の中から抜け落ちてしまっている場合があります。それで最初は、ファイル化していなかったり、手がかりをつくっていなかったりするから思い出せないのですが、そのうちにファイル化したり、手がかりを頭の中で統合して記憶を引き出したりすること自体が苦手になってくる。それをするには思考のコーディネートが必要ですが、その機能が低下してしまう。そうすると、最近会った人や知った物の名前はさっぱり思い出せない、という状態になっていきます。

「お気に入りに追加」して終わりという習慣

ちなみに、尾花さんが「メモしておくが、そのこと自体を忘れてしまう」というのは、メモをとるという行動が、日常生活の中で「上の空」状態でもできる反射的・パターン的な組み立ての一部になっているからだと思います。インターネットでも「お気に入りに追加」して二度と見ないということがありますが、それと同じで、習慣としてメモはするけれど、ほとんど無意識的にやっているので引き出せる記憶になっていない。それを後で見返して思い出すということまでが習慣になっていれば、そこに反復が生まれますが、それもないので、結局、何もしていないのと同じことになってしまう。そういうことだと解釈できます。

頑固になっている人は要注意

尾花さんのケースの中には、「ボケの予備軍」の人にありがちな症状がもう一項目含まれています。「頑固になった」「考え方が古い」と言われる、ということです。頑固になったということは、基本的に感情的になりやすい、何か変化を振られたとき、冷静に考えないで「NO!」となってしまう状態だと考えられます。これは新しく組み立てていくことが面倒になっている、前頭葉の機能が低下していることそのものだと言えるかも知れません。

世の中の物事はすべて多面的な見方ができるはずだと思います。たとえば「気温から言ったらこうだけど、湿度から言ったらこう」「こちら側から見ている人にとっては正しいことでも、あちら側から見ている人にとっては正しくないかも知れない」「我々の世代はこう考えるが、若い人たちはこう考えるかも知れない」。そうやって一つの物事を捉えるのでも、同じ場所からだけではなく、角度を変えて見てみる。自分が反射的・パターン的に組み立ててしまえる思考の型から離れて、違う人の立場でも考えてみる。そういうことを柔軟にできるのが、前頭葉の選択・判断・系列化の機能が高く保たれている状態です。それが落ちてくると、人の意見を聞かなくなったり、物事に冷静に対処できなくなってきたりします。

もちろん、本当はいろいろな人の立場に立って柔軟に考え、その上で自説の正しさを主張しているのに、周りの人たちがそれを推察できず、頑固者に見られている、ということもあるかも知れません。しかし、尾花さんのように、「頑固になった」「考え方が古い」と指摘されているのに、「自分はこれでいいと信じている」という人は危ないと思います。

できあがりすぎている環境は危ない

これは壮年期の方々がボケていく場合の、多くのケースに共通して言えることですが、尾花さんの根本的な問題も、環境が「できあがりすぎている」ということにあるのかも知れません。というのは、社会的なお立場としては国立大学教授。しかも学部長であり、定年まで保証されている。講師から助教授になりたい、助教授から教授になりたいという段階はすべて終わっているわけです。また、家庭人としても二人のお子さんが独立し、今は気心の知れた奥さんと安穏な日々を過ごしている。もう何も変わる必要がなくなっています。

若い頃に頑固でいるというのは大変なことです。自分が正しいと信じ、またそれが実際に正しくても、考え方を変えなければ前に進めないことがいくらでもあるし、いろいろな人の話を真剣に聞いて、そこから学んでいかないと、なかなか道は開かれていきません。そういうことを感情を抑えながらやっていかなければならないので、これはなかなか大変なことです。しかし、若い頃には、そうやって前頭葉が鍛えられていた面が確実にあります。

ところが、尾花さんくらいのお立場になると、自分はどっかりと腰を下ろしていれば、周りが勝手に譲歩してくれるようになる。そうなると気分はいいですが、意識して自分から変わろうとしない限り、変化に対応する訓練の機会はどんどんなくなってしまいます。

また、お子さんたちがいなくなったということも大きいでしょう。私も就職前の子どもを抱えていますが、彼らは家庭の中に変化を持ち込んでくる存在です。自分とは明らかに違う種類の情報や刺激と接し、違う世界観を持っている。そういうものを分からないなりに理解しようとすることは、じつは前頭葉の変化への対応力を鍛えるいい訓練になっています。

尾花さんはいつの間にかそういう環境を失ってしまっていた。それを自覚していないことがいちばんの問題かも知れません。自分では今まで通り生活しているつもりでも、実際には「何か」をしなくなっている。その代表的なパターンがこういうケースです。

脳機能の低下と加齢は必ずしも関係ない

尾花さんくらいの年齢になると、物忘れをしても、長い話をすることが苦手になっても、年相応の脳機能の低下だとみなさん思いたがります。しかし、それは違うのではないかというのが私の考えです。

ボケに陥っていくときの原因として大きいのは、第一に環境であり、年齢は二次的な要素にすぎません。何歳になってもそれなりの環境にいる人は聡明だし、逆に脳の使い方を偏らせるような環境にいる人は若くてもボケてしまいます。こちらの方が可能性が高い話で、年をとったらみんな一様に脳機能が低下するわけではありません。

大事なのは（同年代の他人とではなく）以前の自分と比べて、何ができなくなっているのかを常に気にかけ、それを補おうとしていくことです。若い頃は、じつは誰でも必要に迫られてそういうことをやっています。たとえば、これから大事な試験を受けようというときに、どうしても頭に入らない知識があった。そうしたら、反復するなどの努力をして忘れないようにしていたはずです。また、新人の営業マンであれば、大事なお客さんの名前を思い出せなかったら、「まあいいや」では済みません。それを「まあいいや」で済ませられる立場になっているところに、尾花さんのような方々の脳を取り巻く環境の問題があると思います。

フリーズしたということは、そのとき脳が、何かするべき仕事をしなかったということです。それをどこかで補わないと、その分は思考ゼロのまま終わってしまう。その思考ゼロが積み重なっていくと、いろいろなことがますますできなくなっていきます。

新鮮に感じることを持っているか

尾花さんのような症状を自覚されている方にまず必要なのは、備忘録をつけることです。思い出せなかったことは仕方がないとして、「どんなことを思い出せなかったのか」ということを詳しく書き残しておきます。それを粘り強く思い出したり、調べて確認したりしたら、今度は忘れないように努力する。そういうことをするだけでも、それ以上物忘れがひどくなっていくのを防ぐことができるはずです。逆に何も手がかりを残しておかないと、その思い出せなかったということも、そのうち「まあいいや」になって忘れてしまいます。

それから、これはご家族の協力が必要ですが、お話を長くしてもらう。そのとき、ただ長くしてもらうのではなく、ああですか？　こうですか？　と質問しながら、反射的・パターン的な組み立てとして出てくる部分ではないお話にフォーカスさせ、そこを長くしてもらいます。そうするとスムーズに言葉が並べられず、何度も止まってしまうはずですが、そういうことが、新しい組み立てをつくり、その状態を保持しておくことの訓練になります。

こうして書くと、何か当たり前のことを言っているように思われるかも知れませんが、私たちがいつの間にかしなくなっているのは、たいていの場合ごく当たり前のことであり、そのしなくなっている「何か」を直接的に補っていくことが、症状の改善につながるのです。何でもかんでも音読や計算ドリルでよくなるというのは、私は疑わしい気がします。

それから、何か新しいことを始めるのもいいでしょう。専門外のことで学生に混じって何かをしたり、趣味の教室に通ったり、奥様から何かを教わったりするというのもいいかも知れません。いつも教える立場、先生と呼ばれるような椅子に座っている人は、ときどき見習い的な立場になってみることがとても大切です。そうすると必然的に、普段とは違う角度から物事を捉えるようになり、分かりきっていたことでも新鮮に見えてきたりします。

結局のところ、脳の若さというのは、思考系を使って解決しなければならない問題や、興味があること、新鮮に感じることをいくつ持っているかということだと思います。それをたくさん持っている人の脳は何歳になっても若いし、それを失ってしまっている人の脳は、若くても老いている。逆に言えば、その量の差でしかありません。それを回復させていくことが、フリーズする脳になっているすべての人に、基本的に必要なことだと思います。

第三章　パソコンにカスタマイズされる脳

ボケ症状の患者さんが治っていくときには

ボケ症状に陥っている患者さんが治っていくときには、共通の変化が起こります。外見上のことを言うと、どうしても差別的に受け取られかねませんし、病気でそうなっている方もいらっしゃるわけですから、安易に「こうなっている人は脳機能が低下している可能性が高い」などと決めつけるのは、絶対にやってはならないことですが、必ず読者の参考になるお話だとも思いますので、少しだけ説明させて下さい。できるだけ慎重に書きます。

ボケ症状に陥っている患者さんの中でも、特に重い人たちは、目をあまり動かさない傾向があります。病院の診察室というのは、一般の人からすると、見慣れないものがたくさんあるはずの場所です。そういう中に入っていくとき、普通の人は目をキョロキョロと動かし、周囲の情報を広く集めようとします。目を動かすというのはある種象徴的な話で、実際には、聴覚や嗅覚などを含めた感覚全体、脳の外界に対する注意の向け方がそうなっているということです。ところが、重いボケ症状の患者さんになると、そういうことをしません。

脳、特に前頭葉には、レーダーの中枢のような役割があります。それが十分に機能しているときには、周囲の変化に敏感になるし、その変化への対応がまた脳を活性化させる。その逆のことが起こってしまっているわけです。情報のとり方が非常に狭窄《きょうさく》的になっているために、周囲の変化に気づきにくくなり、それがまた脳の活動を停滞させるという悪循環に陥っている。そういう患者さんが生活を改善し、脳機能を回復させるトレーニングを重ねていって、治っていくときには、目が動くようになる、ということから変わっていきます。

表現を豊かにすることの大切さ

もう一つ言える共通の変化は、声が大きくなり、話に身振り手振りが混じるようになり、はっきりとお話されるようになるということです。脳はレーダーの中枢であり、情報を処理する器官であるのと同時に、体を使って意志を表出しようともしています。その機能が高まってくると、相手に何かを伝えようとしたときに、口をはじめとして、体がパッと動くようになる。要するに意志と表現に一体感が出てくるわけです。もちろん、その内容が感情的であったり、パターン的であったりする場合には、思考系の機能に問題があると考えられますが、ボケ症状というのは、それすらも難しくなる方向に進行していくものです。

目がよく動くようになる、表現力豊かにお話されるようになるというのは、少し専門的な言い方をすれば、脳の入力と出力の問題。それが活発になってきたということは、間の処理能力、高次脳機能も回復してきたということです。その段階になると、私は患者さんに、「目がよく動くようになってきましたね。お話もとてもお上手になってきました。これが脳が健全に活動している状態ですよ。今のイメージを忘れないように生活して下さい」と申し上げます。そこのところをよくご理解いただくと、その患者さんはどんどんよくなっていきます。鏡を見て姿勢を正していくように、目の動きと話し方を一つの指標にすることによって、常に自分の生活、脳の使い方を正していけるようになるわけです。

目を動かさないとボケてしまう

これは逆のことも言えます。つまり、目を動かせない、言葉を話せない環境に強制的に置いておいたら、その人はボケてしまうということです。典型的な例は、足腰が弱くなってしまったお年寄りで、そういうおじいさんおばあさんを家族が介助して、家事に参加させたり、散歩に連れ出してあげたりしていればいいですが、忙しいとなかなかそういうこともできない。そうするとお年寄りは、自分の部屋に引きこもって、テレビばかりを見ているようになってしまいます。

テレビを見ていれば情報は入ってくるじゃないかと思われるかも知れませんが、ここで言う情報とは、そういうできあがった情報のことではありません。視覚が捉えるもの、聴覚が捉えるもの、嗅覚が捉えるもの、触覚が捉えるもの、味覚が捉えるもの、つまり五感が捉えるものすべてが情報です。その整理されていない、しかも刻々と移り変わっていく多面的な情報を自分の意志で捉えて状況判断をする。それを行動に結びつけていく。そういう不断の活動が、脳機能全体を維持するためには不可欠です。

一日中同じ部屋でテレビを見ているような環境に置かれていると、その機会が致命的になくなってしまう。高齢者のボケ症状は、多くの場合、そうやって発生します。

一日中パソコンに向かっている仕事は危ない

しかし、じつは近年、私がもっと問題だと思っている環境があります。それは、一日中強制的にパソコンに向かわされているようなお仕事です。特に一部のシステムエンジニアやプログラマーの人たちは、非常に過酷な環境で働かされています。常にギリギリでしか達成できないようなノルマを与えられ、長時間パソコンの画面に集中させられている。しかも、そういう環境に限って会話がなく、業務上の連絡もメールで行われていたりする。いわば強制的に脳の入力と出力を制限されているような環境で、こういうお仕事を何年も続けて、脳のバランスを回復させる努力もしていなかったら、どう考えてもボケてしまいます。

実際、私の外来を訪れる患者さんにもそういうお仕事をされている人たちが増えていて、いずれ大きな社会問題になるのではないかと感じています。

次のケースはその一例です。明らかに近年になって起こってきた問題で、臨床経験が不十分なので、断定的なことは申し上げられませんが、私なりに原因を突き詰めて考え、日常的にできる対策を示しています。

ケース❸ PCの前で頻繁に自失する、空回りし、疲弊していくシステムエンジニア

橋本和之さん（仮名。30歳）。ソフト開発の下流工程を請け負う中小企業のプログラマー。ひたすらPCに向かい、一定の言語パターンを思い出しながらコーディングする仕事。非常に仕事が多く、ほとんど毎日10時間以上働かないとノルマが片づけられない。度々意識が低下したような状態になり、労働時間が増えるという悪循環に陥っている。業務上の連絡はメールなどペーパーレスで行われ、隣の人同士でさえ会話がない職場。人から話しかけられたときなど、頭が寝起きのように働かないと感じることが増えた。休みの日に友達と出かけることが億劫になり、ぼんやりと過ごすことが多くなった。「目の焦点が動かなくなる人がいるんですよ」と言う橋本さん自身がそうなっている。

橋本さんのようなケースを診察・治療にする際には、実際にはとても慎重な対応が求められます（どんな患者さんを診るときにも細心の注意を払わなければいけないのは言うまでもないことですが）。というのは、「目の焦点が動かなくなる」「度々意識が低下したような状態になる」というのは、一つには鬱病の症状である可能性があるからです。完全に鬱病だと

なると、原因の考え方や対処の仕方がボケ症状を治すときとは根本的に違ってきます。ただ、鬱病などの情緒障害の問題まで含めると、話が複雑になりすぎますし、中途半端に触れて誤解を招くことも避けたいので、ここではその要素は取り除いて解説します。

高速道路を走り続けている状態

橋本さんの置かれている環境は、車で高速道路を走っているときのことを思い出してみると、より理解しやすいかも知れません。高速道路を走っているとき、ドライバーは基本的に前方の限られた範囲に注意を集中しています。その状態を長く続けると、周囲の三六〇度の情報をキャッチしようとする脳機能はお休みの状態、スイッチを切ったような状態になっていく。脳が確実に処理できる情報量は限られているので、前方の情報を間違いなく処理しなければならないとすると、それ以外の方向から来る情報に対しては「疎」の状態にしておかざるを得ないわけです。一度注意の向け方がそうなると、簡単には切り替えられないので、急に市街地に出たときに周囲の情報がうまく取れず、事故を起こしそうになったりします。

パソコンの画面に長時間集中した後にも、同じような感覚にとらわれることがないでしょうか? 画面の前を離れて、部屋の中を歩いてみたときに、強制的に視野が狭くなっているように感じる。しかもパソコンの場合、至近距離でずっと平面に向かっているので、遠近感も上手く取れなくなっていて、周囲の風景が雑然と見えてしまう。遊びでパソコンを使っているだけなら、途中でキョロキョロしたり、頻繁に立ち歩いたりもするので、そうなるほど脳機能は限定されていませんが、画面の中の細かい作業に集中していなければならないとすると、脳の使い方は相当小さくなっていきます。それがすぐには切り替わらないので、画面の前を離れても、しばらくは寝起きの頭で周囲を見回しているような感覚になり、横から話しかけられても、そちらにパッと注意を向けることができなかったりするわけです。

これは当然起こる方のフリーズで、特に問題視するようなことではありません。しかし、覚えておいていただきたいのは、一度脳をそういう状態にしたら、必ず時間をかけて戻しておかなければいけないということです。たとえば「パソコンを一時間したら一五分はお休みしなさい」とよく言われますが、これは目だけの問題ではなく、脳機能を維持するために必要なことです。合計で一〇時間も集中していたのなら、最低でも二時間半は、目をよく動かし、周囲の情報をバランスよく捉えようとする活動をしておく必要があると思います。

意識して目のフォーカス機能を使う

その活動というのは、散歩するだけでもかまいません。なるべく屋外に出て、ダイナミックに目を動かしましょう。前後左右斜めに動かすだけでなく、意識して目のフォーカス機能を使うことが大切です。遠くのビル群を眺めたり、近くの植物をじっくり観察したりする。そのときに、自動的に調節されているのは目のレンズだけではありません。身体論的には、「内面的身体がそこまで伸びている」という言い方をしたりしますが、要するに、体全体の注意の向け方がそうなっている。脳の、外界の情報を捉えようとするときのフォーメーション全体が変わっているということです。それだけ脳がダイナミックに動いています。

そうやって遠近感に対応しているうちに、お休みの状態にしておいた脳機能のスイッチが少しずつ入っていき、周囲の情報をうまく取れる頭になってくる。そうすると必然的に、入力される情報も多面的になってくるので、脳の使い方のバランスがとれてきます。

ところが、橋本さんのようなお仕事をされている方は、その切り替えをする時間が十分にとれない。時間がとれても、携帯電話の画面を見ていたり、自宅のテレビやパソコンの画面に集中していたりして、脳のフォーメーションを切り替えないまま寝てしまうことが多いと思います。一日や二日そういう日があっても大したことではありませんが、そういう生活を何か月も何年も続けてしまうと、問題は深刻です。お休みの状態にしておいた脳機能がそのまま眠った状態になってしまう。要するに、長時間使われていなかった神経細胞のネットワークが衰退し、スイッチを切った状態からスイッチを入れられない状態になってくる。そうすると、いつも前方だけに集中しているような、周囲の変化に疎い人になってきます。

橋本さんをはじめ、職場の人たちが「目の焦点が動かなくなる」というのは、情緒障害的な要素を取り除いて考えると、おそらく一つにはそういうことです。前にも書いたように、これは目だけの問題ではなく、脳全体の問題であり、情報の取り方が小さくなっているということが二次的な要因となり、さらなる脳機能の低下を招くことが考えられます。

立体感への対応が脳を動かす

誤解を恐れずに言えば、脳機能の豊かさは、立体感を捉えようとすることによって維持されているところがあります。たとえば、向こうに花が咲いている。その立体感は基本的に、両目を動かし、ピントを合わせて、初めて確保できるものです。自分が歩いていけば、その花との距離感も変わってくるし、角度や見える大きさも変わってきます。さらに、花が風で揺れたら色や形が違って見えるし、太陽が雲で隠れたらまた違って見える。手に取ってみたら、今度は手触りとか匂いとか、そういう情報も入ってくるでしょう。そうやって、その都度変化する情報をキャッチしながら、一つのものの立体感——質感、現実感と言い換えてもいいかも知れませんが、そういうものを多面的に捉えようとしているとき、脳はバランスをとりながら、よく動いているはずです。しかも、それを連続的に処理している。

パソコンの画面に向かっているときでも、たとえばシミュレーターのようなものを操作しているときには、現実の立体感を捉えようとしているときと同じ脳の動きがあるのではないかと思われるかも知れませんが、人間の脳はそんなに単純ではありません。たとえば、画面の中に空と海が映し出され、前方に点のように見えている島が次第に近づいてくる（ように見える）とします。現実にそういう変化があり、その全体像を捉えようとすれば、目は盛んに動きます。その分脳も動いている。ところがバーチャルの世界では、距離感やディテールが刻々と変化して見えるといっても、それは同じ平面の中でそう見えるようにコンピュータの方でデジタル的に処理しているだけで、人間の目は固定状態です。むしろ、目のレンズの方を動かしてしまったら、バーチャルな立体の不自然さが際立ってしまうでしょう。

そういうバーチャルな変化でもあればまだいいですが、プログラミングのようなお仕事で向き合っている画面となると、もっと変化がない。縦軸横軸の世界に配置された文字列と余白を見ているだけで、目を動かす必要はほとんどありません。同じ距離感で小さな平面を見続けているだけ。極端に言えば、壁と向き合っているのと大差がない状況で、それを一日中続けなければならないというのは、脳にとってもっとも悪い環境だと思います。

会話は脳の広い範囲を使う

そういう入力の面での問題がある上に、出力の面でも「会話がない」という問題がある。メールやチャットも会話じゃないかと思われるかも知れませんが、オンラインでのやりとりには、意志と表現の身体を媒介とする一体感が乏しいところがあります。相手が誰であろうと、向き合っているのは同じ平面で、その前で表情を変えたり、身振り手振りを交えたりする人はいないでしょう。将来的に動画を伴うやりとりが主流になってくると、また状況が変わってくるかも知れませんが、少なくとも今のところはそうです。出力の作業としてやっていることは、キーボードを叩いて文字を打ち込むだけ。その面では、お仕事でやっている作業と大差がないことになってしまっている。それがまた脳の使い方を偏らせます。

また、これは私が使いこなせていないからかも知れませんが、メールやチャットの文章というのは、平板にならざるを得ない面がないでしょうか。現実の会話であれば、「この人にこの話を分かりやすく伝えるにはどうすればいいだろうか」と考えて、表現を工夫していく。その中で思わず身振り手振りが混じってきたりするわけです。これがメールやチャットになると、長く書いても読むのはしんどいだろうと思ってしまい、用件だけになってしまう。言葉を使って表現を豊かにするというのは、出力だけでなく、脳の情報処理全体にも関わる問題で、前頭葉の機能が高くないとできません。その訓練の機会がなくなってしまう。

さらに、面と向かってする会話では、レーダーとしての脳もフルに使っています。相手の言葉を聞くだけでなく、声音を聞き分けたり、身振り手振りや顔色をうかがったりもしている。それらも判断の材料にして、相手の思考や感情を読み取ろうとしているわけです。

つまり、会話というのは、入力、情報処理、出力のすべての面で脳をよく使う活動で、実際に会話をしているときの脳の状態を画像で見てみると、広い範囲が活発に動いていることが分かります。入力を司る感覚野、処理を司る大脳連合野（前頭葉、頭頂葉、側頭葉、後頭葉）、出力を司る運動野の全部がスムーズに連動していないと、会話は成り立ちません。そういう要素が、オンラインでのやりとりばかりになると著しく限定されてしまいます。

もちろん、メールやチャットをよく使う一方で、人と会って話もよくするということであれば何の問題もありませんが、橋本さんのケースのように、お仕事の中に最低限あった会話すら、オンラインでのやりとりに置き換わってしまっている環境もあると思います。

機械であることを求められている仕事

もちろん、これはＩＴ業界に限った話ではありません。一日中パソコンに向かっている、コミュニケーションが基本的にオンラインで行われるという環境は、今どの業界でも珍しくないでしょう。しかし、なかでもシステムエンジニア、プログラマーといったお仕事が問題だと思うのは、彼らは機械であることを求められているような場合があるからです。

当たり前のことですが、人間はロボットではないので、一つの作業だけを延々と続けさせられていたら、脳にも体にも必ず悪影響が出てきます。本当は、目や体を動かして作業をしたり、書類を書いたり、大勢で会議をしたりするのが健全な働き方です。ところが一部のIT業界の人たちのお仕事は、その対極にあり、脳の一部をひたすら酷使させられている。そうすると、そのことは半分眠っていてもできるくらいになっていきますが、それ以外のことが全然できなくなってしまいます。たとえば、人と話し合いながら協調して作業を進めるということが苦手になり、苦手になるとますますやらなくなり、やらなくなると完全にできなくなってしまう。

働き盛りの人がボケていくときに多いのは、何もしていないような場合ではなく、何か一つのことをやりすぎている場合です。橋本さんが「休みの日に友達と出かけることが億劫になり、ぼんやりと過ごすことが多くなった」というのも、過労のせいだけではなく、仕事以外の脳の使い方ができなくなりつつあるからではないかと思います。

パソコンにカスタマイズされる脳

長く社会生活を続けている人は、誰でも職業に最適化するように脳がカスタマイズされているところがあります。分かりやすい言葉で言えば、私は医者脳です。それで固定されてしまわないように、テニスをやったり、本を書いたり、最近では学生に戻って放送大学で数学を勉強したりしていますが、忙しすぎる人はそういうことができない。そうすると、いつの間にか以前には当たり前にできていたことができなくなっていて、驚いたりします。

そういう問題がもともとある上に、橋本さんのような環境に置かれている人は、おそらくパソコンにもカスタマイズされている。目の動き、外界に対する注意の向け方が狭窄的になり、また、身振り手振りを交えて表現力豊かに話すということが苦手になっている。お仕事でなくても、パソコンを毎日長時間使っている人はそういう自覚があると思います。

整理して言えば、平面に向かって一つのことしかしていなかったら、脳の使い方はどうしても小さく固定されてしまいます。そうすると、ごく日常的な変化、たとえば人から話しかけられたときなどにも対応できずにフリーズする。そうならないためには、目を動かして多面的に情報を取り、脳のいろいろな機能を働かせたり休ませたりすることが必要です。

パソコンで一時間作業をして一五分休むというときに、ただ寝ていたり、ぼんやりタバコを吸ったりしているだけではダメです。何か違うことをしていなければいけない。その違うことというのは、テレビを見たりゲームをしたりということでも、仕事だけをしているよりはずっといいですが、パソコンとテレビ、ゲームでは、小さな画面を見続けているという状況に変化がないので、外を散歩したり、人と会話したりする方がもっといいわけです。

日本にいながら時差ボケを起こしている

私は、橋本さんのような環境に置かれている人には、次の三つのことをお願いするようにしています（本当はもっとたくさんお願いしたいことがありますが、忙しすぎる人にあれもこれもやって下さいと言っても、実行できないことが経験上分かっているからです）。

一つは「生活の原点をつくって下さい」ということです。たとえば、朝七時を原点と決めたら、寝る時間が何時になっても、必ずその時間に起きて下さい。なぜそういうことをお願いするかというと、橋本さんのような過重労働者は、体内時計が崩壊している場合が非常に多いからです。まずそれを治さないと、何をやってもあまり効果がなくなってしまいます。

人間は太陽の光を一つの手がかりとして、生体のリズムをつくっています。ところが、起きる時間がバラバラで、しかも一日中屋内にいると、それが整えられず、脳が眠りたい時間に仕事をしていたり、脳が活発に動きたい時間に寝ようとしていたりすることになります。要するに、日本にいながら「時差ボケ」を起こしてしまう。橋本さんが「度々意識が低下したような状態になり、労働時間が増えるという悪循環に陥っている」というのも、おそらく一つにはそのためです。それを改善するには、生活の原点をつくる以外にありません。

朝一時間歩くだけでも脳は活性化される

もう一つは、早起きした時間を利用して、必ず一時間は歩いて下さいということです。通勤の駅まで、バスを使っていたのを歩いていくということでもかまいません。体内時計をより早く正常化するには、太陽の光を浴びながらリズムのある運動をすることが有効です。

ペンフィールドによる感覚領、運動領の局在図

感覚領

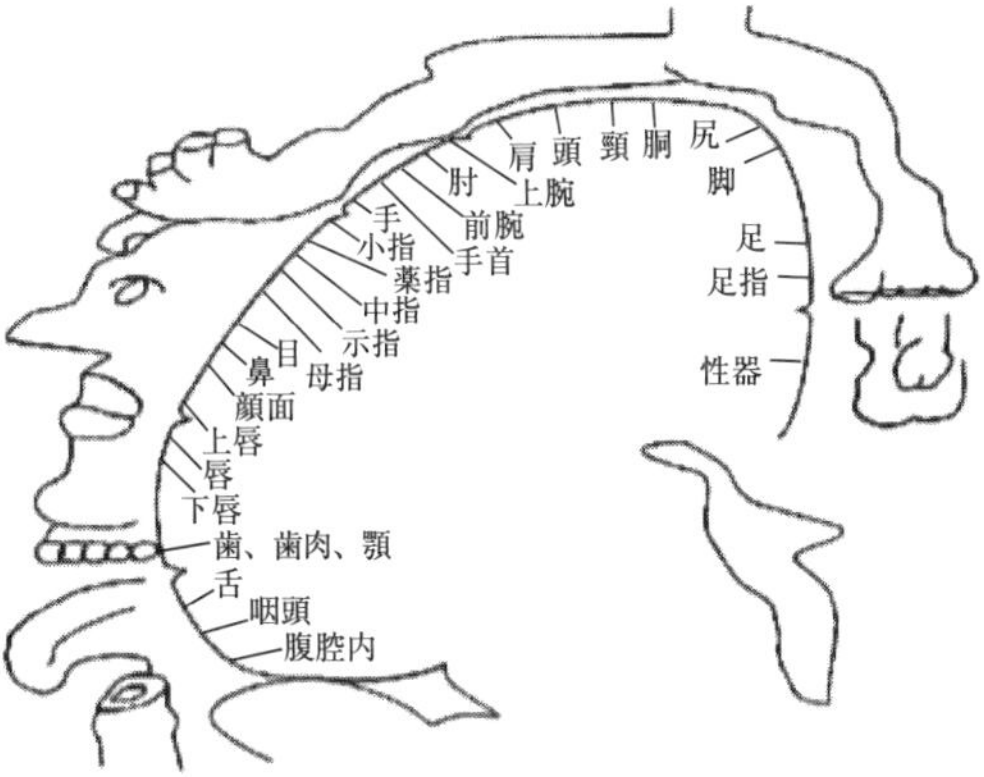

運動領

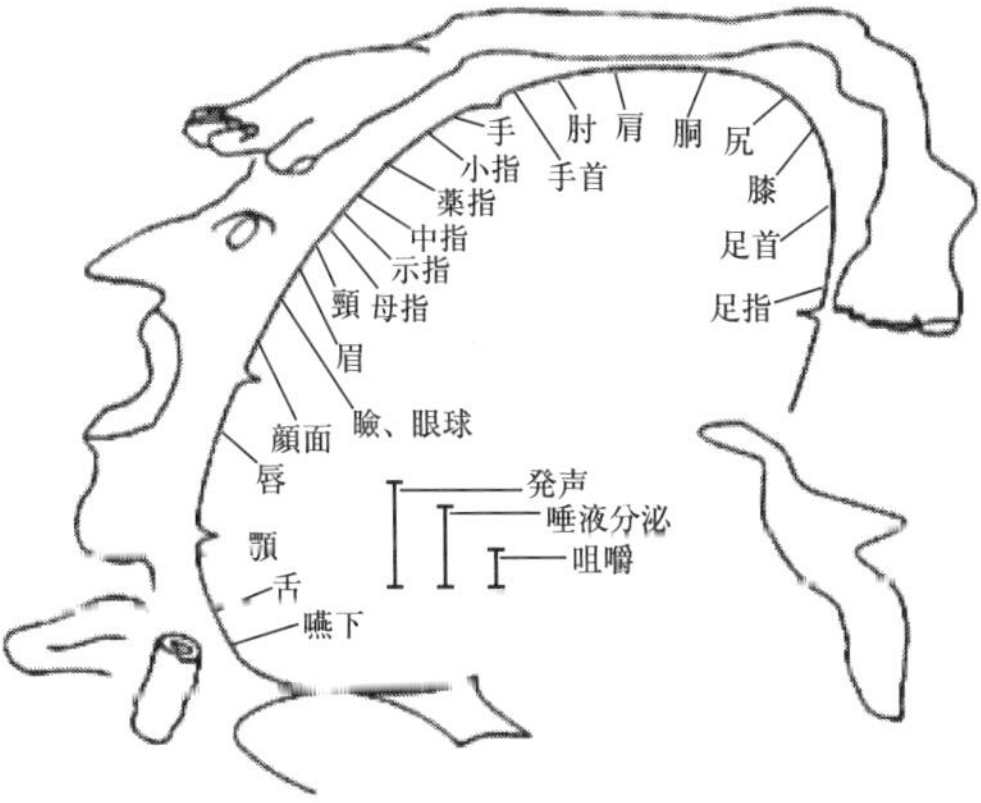

また、歩くというのは、全身の筋肉をバランスよく使うことでもあります。それは脳がバランスをとっているということです。ペンフィールドの局在図に分かりやすくまとめられている通り、体の各部位を動かすための脳機能は、脳全体に広く分布しています。それをすべて使うことになりますから、脳内の血流がよくなってくる。これは血管拡張剤を使う代わりのようなもので、毎日続けていると、眠っていた脳機能が目を覚ましやすくなります。

さらに、歩くということは目の動きを確保することでもあります。どんなに動かない人でも一日に一時間半ほどは周囲の情報を広く捉えようとする活動をしているものなので、朝一時間歩けば、一〇時間パソコンの画面に向かっていても、目の動き、脳の動きは補えるはずです。

忙しくてそんな時間はないと思われるかも知れませんが、それこそ気持ちの問題だと私は断言します。一〇時間以上パソコンの前にいたからといって、その時間ずっと効率よく思考系を働かせ続けられていたわけがありません。フリーズしたり空回りしたりして、仕事ができていない時間が相当あったはずです。生活の原点を決め、朝一時間歩けば、それだけでも仕事はかなり効率化されてくると思います。環境に対する付き合い方を変えれば、毎日の生活はずっと楽になる。そのことを私は多くの患者さんたちの実感として確かめています。

音読は脳のバランスを整える

それからもう一つは、新聞のコラムなどを音読して下さいということです。脳全体をバランスよく使うということで言えば、音読よりも会話をたくさんする方がいいに決まっていますが、会話には相手が必要ですから、なかなか思い通りにできないこともあるでしょう。音読なら一人でできますし、会話とは違った効果も期待できます（このことは章を改めて書きます）。ただ何となく読むのではなく、内容をよく理解し、人に聞かせるようなつもりで読むともっといいです。すぐにやめてしまうのではなく、短くとも一〇分は続けましょう。

この三つのことを実行していけば、橋本さんのような症状は改善されていきます。前置きで書いたことに立ち返って言えば、ボケ症状の患者さんたちが治っていくときには、目がよく動くようになり、はっきりとお話されるようになる。その逆に、目の動きを止め、話すことをやめさせてしまうと、脳の活動はどうしても停滞していきます。それを回復させるには、また逆のことをすればいいわけで、散歩と音読というのが、システムエンジニアやプログラマーの人たちをはじめ、パソコンを長時間使っている人たちに有効な活動です。

第四章　ネット依存と「思い出す力」の低下

インターネットと物忘れの関係

インターネットを使うようになってから思い出す力が低下したように感じる、というお話を、知人や患者さんたちからよく聞きます。実際、私が記事で見た、ある民間の調査会社が一〇代〜六〇代の利用歴一年以上のユーザーを対象に行った調査でも、約一〇パーセントの人が「（インターネットを使うようになってから）物忘れがひどくなった」と答えていましたから、この実感を持っている人は、私が想像している以上に多いのかも知れません。

ただし、この問題は、記憶を引き出す作業をインターネットに助けられているから思い出す力が低下した、という単純な図式では語りきれないだろうという気もします。

一つには、インターネットを使うようになってから、体内時計を乱している人が増えたことが関係しているのではないでしょうか。前述の調査でも七割もの人が「夜更かしをすることが増えた」と答えていますが、これは明らかに無視できない要素です。このことは二四時間営業のお店が増えたことなどとも連動していると思いますが、夜更かしをすれば、時差ボケの状態になりやすくなります。時差ボケの状態になると、脳のパフォーマンスが全体的に低下している時間が増えるので、物忘れもしやすくなる。そういうことがあると思います。

また、インターネットを使うようになってから、大して興味はないけれど、とりあえずその情報に接したことはある、という程度の知識が増えたのかも知れません。まったく接したことのない情報なら物忘れのしようがありませんが、たとえば何気なくリンク先を辿っているときなどに目にしたことがあるから、人からその情報を聞いたときに、何となく知っているような気がする。ところが、詳しくは思い出せないので、「あれ？　何だっけ」になってしまう。それも思い出す力の低下という自覚につながっているのかも知れません。

ネットで調べた知識は忘れやすい

そもそもインターネットで得た知識というのは忘れやすいものです。第二章で解説した通り、記憶というのは、能動的につくった手がかりが多いほど、自分の意志で引き出しやすくなります。たとえば、ある情報を調べるために図書館に行った。そこでは探していた資料が見つからなかったため、大きな書店まで行った。そこで本をパラパラと見ていたら、あるページに詳しく書いてあったので、喜んで買って帰り、家でよく読んだ……。こういう風に状況の変化が並んでいくと、その記憶は引き出しやすくなります。また、本で調べるだけではなく、詳しい人に電話をして聞いたり、現地まで見に行ったりすれば、もっと引き出しやすくなるでしょう

こうやってさまざまな選択肢の中から、適切な方法を選び、それを意志的・計画的に並べて情報に近づいていくというのは、まさに高次脳機能を使う活動です。

ところが、インターネットではそのプロセスがあまりにも単純化されている。どんな情報でも、同じ画面の同じウィンドウの中で同じような操作をすれば調べられます。たとえて言うなら、自分は同じ部屋の同じ椅子に座ったまま、ボタン一つで目の前の人が入れ替わっていくようなもので、状況の変化がない。しかも、後でまた簡単に調べられるという意識があるので、反復したり、ファイル化したり、努力して記憶を自分のものにする必要も感じない。そうすると無い無い尽くしで、思い出せるわけがなくなってしまいます。

それが良いことなのか悪いことなのかはともかくとして、私たちはインターネットをあまりにも便利に使うことによって、日常生活の中で、知識を得るまでのプロセスに多様性や複雑さをなくし、思い出す手がかりのない記憶をどんどん増やしてしまっているようなところがないでしょうか。そのために「知っている気がするけど思い出せない」ということが増えた。要するに物忘れをする。多くの人が、インターネットを使うようになってから物忘れがひどくなったように感じていることの背景には、そういう面もあると思います。

ネットは「何でも答えてしまう奥さん」

ただ、やはりそれだけではなく、実際に思い出す力が低下している面もあるでしょう。これは難しく考えるまでもなく、人がボケていくときの原則に従って言えることです。

ボケていく人の周りには、たいていの場合、本人がすべき「何か」をやってしまっている人がいる、ということを第一章で書きました。そういうのは本当によくあることで、本人とご家族を一緒にヒヤリングしているときなどに分かります。たとえば、物忘れがひどくなっているご主人に、私がいろいろと質問をしていく。そうすると、「えーと、うーん」と固まってしまいます。私の方で、簡単に答えられることではなく、意識を集中して思い出そうとしないと思い出せないことをあえて探して聞いているので、それでいいのです。そういう思い出す努力をしていかないと、記憶力は蘇りません。ところが、そういうときに、

「それは何々よね、あなた」

と横についている奥さんが答えてしまう。私の方で「ご主人に答えさせてあげて下さい」と言っても、つい奥さんが助け船を出してしまう。それが条件反射になっているのです。

おそらくご夫婦は、何十年間も（ご主人の記憶力が低下し始めてからかも知れませんが）そういう関係を続けてこられたのだと思います。ご主人が何か思い出せなくなるたびに「あれは何だったかな？」と聞けば、聡明な奥さんが答えてくれる。その分だけご主人は粘り強く思い出そうと努力する機会を失っていたわけで、その蓄積は相当なものです。

今はそれをインターネットがやってしまっているところがあります。

たとえば、

「岐阜の名物は何ですか？」

と聞かれても、地元に縁のない人は、すぐには答えられないでしょう。しかし、岐阜の風

景を思い浮かべたりしているうちに、「岐阜には山があるな、木があるな、そういえば飛騨の匠がいる。そうすると木工細工か」という風に出てきたり、「岐阜には長良川があるな。長良川といえば鵜飼いか。そうだ、鮎を使った名物もあったはずだ」という風に思い出せたりする。

そうやって思考をコーディネートしながら粘り強く思い出す努力を、私たちはインターネットを使うようになってから、劇的にしなくなっていないでしょうか？　先ほどの質問でも、目の前にパソコンがあれば「岐阜、名物」とネットで検索して終わりです。

また、個人的な情報では、携帯電話の番号などが典型的ですが、モバイルに助けられている。知人の誕生日や誰かとの約束、何かしらの記念日、今週の予定など、すべてモバイルに情報を蓄積しておいて、必要なときにパッと引き出す。それを誤って紛失してしまうと、何も思い出せない。もちろん、以前にも手帳に控えておくなどして、記憶を脳の外部に蓄えておくということはしていたと思います。しかし、手帳に書き込むのにも、それを検索するのにも多少の手間があったので、モバイルを使うようになってからほど極端ではなかったでしょう。諳《そら》んじられる電話番号などもたくさんあったと思います。私自身がそうです。

いわば現代では、ネットやモバイルが「何でも答えてしまう奥さん」のような役割を果たしているわけで、それに頼りきっていると、記憶力はどうしても落ちてしまいます。

「知っている」ということの概念が変わった

これは余談になりますが、最近、若者たちと接していて、「知っている」ということの概念が変わりつつあるのではないかと感じることがあります。知っているというのは、基本的にそのことについて自分なりに理解し、説明ができるということ。少なくとも、人に対して「知っている」と言えるのはそういうことでしょう。ところが、最近の若者たちの間では「ネットで調べればすぐに分かるはず」という程度のことが「知っている」ことの中に含まれている傾向が強くなっている気がします。たとえば先日、物忘れが激しい、長い話ができないなどの症状を家族から指摘されて来院された二〇歳の患者さんをヒヤリングしているときに、こういうことがありました。いろいろなお話をしているうちに、

「先生、こういう話があるの知ってる?」

と本人から言い出したので、私の方では「どんな話ですか?」と聞く態勢をとっていまし

た。第二章でも触れましたが、前頭葉の機能が低下している患者さんを治療していくときには、本人が話し慣れていないお話を長くしてもらうということが有効な場合があります。もちろん、本人がまったく知らないことを聞いても仕方がありませんから、自分から言い出した話題の中から「このお話は普段あまりしていないだろうな」と思われるものを見つけ、患者さんの気持ちを乗せながらフォーカスさせていくわけです。そうすると、たいていの患者さんは苦しみながらも少しずつ言葉を組み立てていきます。ところが、その彼は、

「いや、説明するのは無理」

「難しい？」

「いや、ネットで○○というキーワードで調べればすぐ分かるよ」

それで終わってしまいました。話し慣れていないから説明できないというのではなく、おそらく「何で説明できる必要があるの？」と思っている。私の方では「知っていることなら何かしらの説明ができるはず」と思っているので、そこにズレを感じたわけです。

こういうやりとりは、メールやチャットの世界で常識化したのかも知れません。私自身もやりますが、メールを送るときに、本文をあまり長くしたくないので、代わりに参考になる

ページのアドレスを添付して「詳しくはこの記事を見て下さい」という風にする。自分で説明する代わりに人の言葉を借りているわけです。メールを受け取った側も、その記事をすぐに見られるはずですから、そこに共通の了解が生まれる。インターネットを介したやりとりならではの合理的な方法ですが、それはあくまでネットの中の世界で通用する話です。先ほどの彼は、同じことを思わず現実の会話でもやってしまっているのかも知れません。

もちろん、これは私の推測にすぎませんし、少ない例を取り上げて「若者の知のレベルが下がった」などと針小棒大に言うつもりもありませんが、インターネットが普及して、これだけ知識を得やすくなったのだから博学の人が増えたのかというと、決してそうではないわけで、知のあり方がいつの間にか変わっているのは確かだと思います。

少し突っ込んだ言い方をすれば、「知識は覚えるものだ」という意識が希薄になり、「その場で消費するものだ」という意識がより強くなっている。その覚えるという部分を人類共通の外部記憶装置であるかのようなインターネットが代行している。そういう時代になっているのではないでしょうか。

思い出せなければひらめかない

それで記憶力が低下しても、ネットで調べられるのだからいいじゃないかと思われるかも知れませんが、それは甘い考えです。脳の機能は階層的になっていて、基礎の部分がしっかりしていて、初めてより高度な活動ができるものです。暗算のできない人が、計算機を使えるからといって、高度な数学的思考ができるわけではないように、記憶力が低下している人が、インターネットを使えば情報が調べられるからといって、面白いアイデアがどんどん湧いてくる、創造的なお仕事ができるということもあり得ません（最近、クリエイティブな能力がなくなってきたと感じている人は、おそらくそれ以前に記憶力が低下しています）。

知のあり方の変化を理解して、それにうまく対応していく。インターネットの普及によって便利になったところは享受しながら、依存しすぎることなく、一方では脳機能を使う機会も意識して補っていく。そういう自己管理が求められている時代だと思います。というと何か大それたことのようですが、あくまでほどほどに使うのがいいということです。

ネット依存に陥っていくメカニズム

しかし、じつはこの「ほどほどに」ということも難しいのかも知れません。インターネットはまさに現代社会に開いた落とし穴のように、人々を依存症の世界に引き込んでいるところがあります。前章で書いたように、ずっとパソコンの画面に向かっていると、注意の向け方がどうしても限定されてくる。そうして集中している画面の中で、ネット依存症の人たちが何をしているかといえば、感情系の快を求めているわけです。趣味の情報だけでなく、仕事でも自分にとってプラスになる情報は快だと考えられます。インターネットはそれがあまりにも簡単に得られる。しかも、周囲の情報を多面的に捉えようとする脳機能は次第にお休みの状態になっていきますから、現実の面倒なことは忘れていられる。そこにはまってくると、最初は思考系の活動として始めたことでも、感情系が優位になってやめられなくなってきます。おそらく、ごく簡単に言えば、これがネット依存のメカニズムです。

このレベルのユーザーになると、脳とインターネットが完全にフィックスしていて、ネットを離れると本当に何もできないという状態になっている場合があります。次のケースはその一歩手前の状態にある患者さんです。最近、こういうケースが目立ってきました。

ケース4 ネット依存的な生活を送っているうちに、物忘れが激しくなった総務部主任

田辺雄一さん（仮名。42歳）。機械メーカー勤務。昨年、営業部から総務部に異動した。お義父さんが会社の社長で、立場が保証されている。奥さんはとても面倒見のいい人。朝起きてまずネットに接続、会社に来てもまず接続し、暇さえあれば一日中見ている。仕事を頼まれてもどうすればいいか考えられず、部下に丸投げすることが多くなった。書類などをどこにしまったのか分からなくなることが多い。探すのにも時間がかかる。物忘れをするというより、思い出すという機能が起動しないように感じることがある。人から話しかけられてもパッと反応できない。電話に出ても相手の話が頭に入らない。よくネットショッピングをするが、まったく同じものを買ってしまうことが度々ある。メールを書こうとしてPCに向かったものの、内容を完全に忘れていることがある。

総務部というのは、会社の中でも特に、お仕事がマニュアル化しにくい面があると思います。他の部署で「うちの担当ではない」と判断された雑多なお仕事が回ってくるので、その都度対応を考えていかなければいけない。もちろん、パターン的に処理できる部分もあると思いますが、基本的には臨機応変な作業の組み立てを求められる場面が多いわけです。

「物をよくなくす」「探し物が見つからない」

田辺さんはその部署の責任者ですが、何かお仕事が発生したときに、作業の手順をパッと組み立てるということができない。難しいから考えられないのではなく、ごく簡単な手順でもまったく思い浮かばないことが多いのです。それで、思わず部下に任せてしまう。

また、こういうこともよくあります。たとえば、田辺さんが管理を任されている書類をすぐに出してくれと言われる。ところが、それをどこに仕舞ったのか思い出せない。

「…………」

しばらく呆然と固まってしまうわけです。思い出すのをあきらめて探し出しても、時間がかかってしまい、一緒に探している（書類の在り処《あかか》を知らない）部下の方が先に見つけたりする。部署を移って一年近く経とうとしているのに、そういうことがむしろ増えている。

これは記憶力だけでなく、前頭葉の選択・判断・系列化する力が衰えている状態だと考えられます。何か新しい仕事を任されたときにその手順を組み立てるというのも、物をなくしたときにどこからどういう順番で探していくかを考えるというのも系列化です。

また、物を後で見つけやすいように仕舞うときには、ファイル化の能力を使います。第二章で書いた記憶を引き出しやすくするためのファイル化を頭の中でして、それを外部の環境に反映させていく。そうすると、頭の中の整理と身のまわりの整理が一致してくるので、仕舞った場所がすぐに思い出せます。ところが、それをせず、何となくそこらへんに仕舞ってしまうから、後で思い出しようがなくなる。紛失したものを探すときにも、手順を系列化すれば効率よく探せるはずですが、そういうことをしないから、同じところを何度もあさったり、ありそうな場所もなさそうな場所も同じレベルで探したりしてしまい、一向に見つからないわけです。高次脳機能が低下している人は、物をよくなくすようになります。

「部屋の片づけ」は高次脳機能の訓練になる

私の個人的なことを言えば、習慣で、朝起きるとまず部屋の片づけをします。病院に来ても、まず身のまわりのものの整理をする。財団の理事長、病院の院長ともなると、なくしては困るものだらけになってくるので、常に何がどこにあるのかを把握しておかないと安心できないということもありますが、それだけではありません。そうすることが、高次脳機能を維持する基礎的なトレーニングになることが分かっているからです。また、同じ理由で、家でも職場でも、雑多な仕事を見つけては、作業の手順を考え、メモに書き留めてから実行するようにしています。こういう習慣を持つことは脳にとってとてもいいことです。

ところが、田辺さんはそういうことをあまりにもしない人です。家では奥さんが代わりにやってくれるし、会社では部下が助けてくれる。さらに、インターネットの便利さに慣れすぎていることが、その傾向を決定的に助長させているところがあると思います。

中高年のネット依存が増えている

田辺さんは明らかにネット依存的な生活を送っている人です。ケース4の項目の中にあるように、朝起きるとまずネットに接続することが習慣になっていて、出社するギリギリの時間までネットサーフィンをしている。会社でも、席に着くとまずメールをチェックし、そのままインターネットのニュースを閲覧することがパターン化された行動になっています。めぼしいニュースを読んだ後は、そのリンク先を辿ったり、気になる言葉を検索したりしているうちに、時間が過ぎていく。必要があって調べ物をしている場合も少なからずありますが、たいていの場合は、仕事をしているように見えるだけで、実際には生産的なことは何もしていません。田辺さん自身もそれは分かっているのですが、何となくやめられない。

休日になると、それこそ朝から晩までやっていることも珍しくありません。奥さんはしっかりした人なので、当然そんな生活に不満があり、家のことをもっと考えてほしいとか、子どもたちを遊びに連れていってほしいとか、文句を言います。ところが田辺さんは、

「俺にはこれ（インターネットを使った仕事）があるから」

と言って、またすぐにパソコンに向かってしまう。そうして一日中やっている。

ネット依存というと、若者に特有の現象のように思われがちですが、必ずしもそうではありません。中高年がこういう状態に陥っているケースは珍しくないと思います。

ここまで特徴的な生活をしていると、田辺さんのさまざまな症状はインターネットの過度

の使用が原因だと考えたくなります。しかし、必ずしもそれだけとは言いきれません。というのも、田辺さんは明らかに「やる気」を失っている人だからです。やる気というのは、脳の領域で言えば大脳辺縁系の問題で、ここに障害が起こると、高次脳機能が全体的に低下します。意志的・計画的に行動する力が落ちて、何をするのも反射的・受け身的になってしまう。また、思考系に対して感情系が優位になりやすくなるので、依存症も起こりやすくなる。

つまり、田辺さんのネット依存とさまざまな症状は、原因と結果の関係にあるのではなく、どちらもやる気を失っていることの結果なのかも知れないと考えられるわけです。

ボケ症状を治療するときには、その人が今、人生のどんな局面にあるのかということを見極めておくことが非常に重要で、それを無視して安易に「便利な道具のせいだ」などと決めつけてしまうと、より大きな原因を見逃し、症状を悪化させてしまうこともあります。

検索エンジンの特徴的な機能

そういうことが大前提としてある一方で、田辺さんの生活を今これだけ支配している、しかも以前にはなかった道具が、高次脳機能を低下させている原因として無視できない要素であることも明らかです。それは次のような因果関係として考えてみることができます。

インターネット（というより検索エンジンですが）のもっとも特徴的な機能は、膨大な情報や複雑な手続きをすっきりと整理し、系列化された状態で提供してくれることにあると思います。

たとえば、キーワードを入力するだけで、関連する情報が重要度の高い順に表示される。ユーザーは、すでに整理されてある状況の中から「これは」と思われるものを選んでクリックしていくだけで、探していた情報に辿り着くことができます。また、ネットショッピングをするときにも、簡単な情報を入力する以外は、案内に従ってボタンをクリックしていくだけで、次々に画面が変わっていき、上の空状態でいても手続きが終わっていく。言ってみれば、ネットサーフィンをしている間、高次脳機能を使う場面がないわけです。

明確な目的があって、それを達成するための手順の一部としてインターネットを使う分には、この便利さはすばらしいものですが、人の一日は限られています。その限られた時間の大部分をインターネットに身を任せた状態で過ごしてしまうと、単純に思考系の中枢を働かせていない時間が増えるわけですから、それをどこかで補っていかないと、自分の脳を使って選択・判断・系列化する能力が低下する。その結果が、新しい仕事を任されたときに手順を組み立てられない、物をうまく探せないという症状に端的に表れているのではないかと思います。

思い出す努力が「検索する」に代わっている

また「物忘れをするというより、思い出すという機能が起動しないように感じることがある」というのも、ネット依存的な生活を送っている人がよく口にする症状です。その因果関係は本章の冒頭に書いた通りで、目の前に記憶を助けてくれる装置があったら、どうしてもそれに頼ってしまいます。努力して思い出す機会が「検索する」という簡単な作業に置き換わっている。その分だけ意識を集中して記憶を引き出す力は落ちていますから、たまにそういう機会があっても、全然できなくなっていて、フリーズしたように感じるわけです。

ネットショッピングで同じものを買ってしまう

「よくネットショッピングをするが、まったく同じものを買ってしまうことが度々ある」というのは、ある意味で当たり前のところがあります。前にも書いた通り、記憶というのは、能動的につくった手がかりが多いほど引き出しやすくなるものです。ところが、ネットショッピングでは、どのお店で買ったとしても現実に向き合っているのは同じ画面で、手続きも誘導に従っていれば終わっていきます。そのために同じものを買ってしまいやすいということはあるでしょう。しかし、買った現物が手元にあるわけですから、それをまた買ってしまうのは、注意する力の低下。日常生活の中に注意して何かをするという高次脳機能を使う機会が減っているために、その力が衰えてしまっている状態だと考えられます。

さらに「メールを書こうとしてPCに向かったものの、内容を完全に忘れていることがある」というのは、第二章で書いた通り、前頭葉機能を使って組み立てた話を保持しておく力が弱くなっているからでしょう。インターネットやメール、チャットなどをしている間は、基本的に息の長い文章を書く機会がありません（ただし、インターネットといっても用途が広いですから、ホームページを作成したりする場合には話が別です）。しかも、思いついた文章をすぐに打ち込んで送信する。そういうことをする時間が生活の中で長くなると、長い文章を組み立てて、それを頭の中で保持しておく力は、当然衰えていくと思います。

ネット依存を克服する効果的な方法

田辺さんの症状は、インターネットさえやめればすべてよくなるというものではないと思いますが、今のような生活を続けていることに問題があるのは言うまでもありません。

ネット依存を克服するのが難しいのは、それがあまりにも身近にあるからです。さまざまな依存症の治療は、患者さんを依存の対象から徹底的に引き離すということが原則ですが、インターネットの場合は、仕事やコミュニケーションの道具になっているので、それが難しい。だとすれば、次に有効なのは、ネットの世界に入っていく最初の段階をはずすことです。たとえば、会社に着いて席に座り、パソコンでメールをチェックしてそのままインターネットを見始める、ということが習慣になっている人は、それをやめる。一度始めてしまうと、脳の注意の向け方がネットサーフィンなどに最適化されてきて、それが感情系の快に結びついていくので、やめるのがますます辛くなってきます。それに対して最初の段階は、おそらくパターン化された行動の一部になっているだけなので、脳の性質から考えれば、その段階でやめる方がずっと楽なはずです。

やめていきなり面倒な仕事をするというのでは逃げたくなるでしょうから、パソコンの電源を一度切ったら、おいしいコーヒーをいれるとか、何か別の形で感情系に快を与える行動を取り入れるといいと思います。

お仕事で長時間使った後には、とにかく一度パソコンの前から離れて、外を散歩するなど、意識的に目を動かすといいでしょう。脳の使い方が必然的に切り替わってきます。

やめると禁断症状が出るほど深刻な依存症であれば、別の対処を考える必要があると思いますが、私はそのレベルの患者さんを診たことがないので、正直に申し上げてよく分かりません。今後、精神医療、脳医療の双方から研究が進められていくことを期待します。

目標を持って人生を変えていく

もう一つ田辺さんに大切なのは、目標を持って自立するということです。人間は成人し、親元から離れて独立してからずっと自立しているかのように思われがちですが、じつはそうではありません。結婚して家族ができ、会社でも立場が上がってくると、周りに依存する世界に逆戻りしている場合があります。

田辺さんを助けているのはネットだけではありません。奥さんも会社の人たちも助けすぎています。まずそれをやめてもらって、自分のことはすべて自分でするようにしてもらう。端的に言えば、「自分の脳をもっと使って下さい」ということです。

そのためには目標を持つことが大切です。会社でもっと偉くなりたいとか、お金をたくさん貯めたいとか、技術や知識を身につけたいとか、本当に何でもかまいません。それこそインターネットやモバイルが教えてくれないことです。目標を持って人生を少しずつ変えていく。その中で直面する問題を、自分の脳を使って一つずつ解決していく。やる気を失い、反射的・受け身的な生活になっている人には、それが根本的に必要なことです。

ラジオの効用を見直す

思い出す力を回復させる具体的なトレーニングを一つ挙げておくと、ラジオを聴くというのがいいと思います。そのときにただ何となく聴くのではなく、内容を理解しながら聴いて、その要点をメモしておく（ネット依存的な生活を送っている人たちだけでなく、現代人の多くは、情報の入力を視覚に頼りすぎているので、視覚が遮断された状態で聴覚から情報を取ろうとしてみると、あまりにも聞き取れなくて驚く場合があると思います）。

さらに私の外来でやってもらっているのは、そのメモを持ってきて、それを見ながら内容を思い出して話してもらうことです。そうすると、理解して聴く、記憶を引き出すための能動的な手がかりをつくる、粘り強く思い出す、長い話を組み立てる、という要素が全部入ってきます。田辺さんの「人から話しかけられてもパッと反応できない。電話に出ても相手の話が頭に入らない」という症状も、この訓練を続けていけば改善されていくでしょう。

病院に来なくても、ご家族でそういうことをするだけでもいいと思います。

第五章　人の話が聞き取れない、頭に入らない

「カクテルパーティ効果」が使えない

現代人が今もっともしなくなりつつあることの一つは、「聞き分ける」ということではないでしょうか。複数の人が話している中から一人だけの話に注目し、内容を理解する。そういう高次脳機能を訓練する機会が、日常の中からなくなりつつある気がします（いろいろな匂いがある中から一つの匂いを識別する「嗅ぎ分ける」ということはもっとしなくなっていると思いますが、こちらの方は社会的な有効性自体が小さくなっているので省きます）。

パーティのような、みんながワイワイ話している状況でも、誰か一人の話を聞こうとしたとき、そこに注意を集中させられる。そういう能力を「カクテルパーティ効果」と言います。カクテルパーティ効果を使っているとき、脳はその他大勢の人の話し声を入力していないわけではありません。聴覚は鼓膜の振動を電気信号に変えるという、物理的に単純な装置なので、その段階で情報を遮断することはおそらくできない。可能なのは、聴覚から入力された情報が、側頭葉を介して前頭葉に送られる、その途中か、前頭葉が情報を処理する段階で、不要な情報を解釈しないということです。同じことをコンピュータにさせるのがどれほど大変かを想像していただければ分かる通り、これは非常に高度な脳の働きです。

大切な情報は聞き分けなければ取れない

その高次脳機能が低下し、カクテルパーティ効果が使えなくなっている結果起こってくる弊害は、たまに大勢で会議をしたときなどに聞き取れなくて困るということだけではありません。情報を多面的に取れない人になっていくことにもつながっていると思います。

たとえば、我々医者は、病室や診察室で患者さんから直接情報をもらっているだけでは十分な仕事はできません。ナースステーションに行って書き物をしているときなどに、看護師さんたちがいろいろな話をしている。それに何気なく聞き耳を立てていると、

「なるほど。あの患者さんにはそういう面があるのか」

などと初めて分かることがあります。

そういうことを患者さんに口では言わないものの、治療に活かしているわけです。

医者の世界に限らず、どの業界でも、本当に価値のある情報というのは、そういう雑多な

話が飛び交っている環境でしか得られないところがあり、たとえば営業マンの世界でも、誰か一人がしゃべって、それをみんなが聞いている、そんなところには建て前しかないはずです。本音のところはどうなのか、他社の営業マンたちは何を考えているのか、あの会社の人の意見はどうなのか、そういう情報をキャッチして、多面的な組み立てをしていくのが、クリエイティブな仕事ができるということだと思います。会社もそれを求めているはずですが、普段の環境としては、その訓練の機会をなくさせているところがないでしょうか。

たとえば、大人数で会議をすることが少なくなっている。ブレーンストーミングのようなことをするにしても、一つずつ案件を挙げさせて採決するという場合が多い。普段の業務でも、パーソナルスペースを与えて個別に仕事をさせる。業務上の連絡はオンラインでする。会議もそうやって行われているケースが少なからずあると思います。そうすると、確かに仕事の効率は上がるかも知れませんが、聞き分ける力を鍛える機会は減ってしまう。

聞き分ける力を訓練するには、最初から整理された環境ではなく、注意して聞き耳を立てなければならないような環境が必要です。「みんなで働く」という意識が強かった頃の日本には、そういう訓練の機会が嫌でもたくさんあったわけですが、それが極端に減ってしまった。SOHOや在宅勤務などが究極の形だと思いますが、個別化社会が急速に進展している。そういう社会環境の変化を反映してのことでしょうか。最近、物忘れを訴えて来院される患者さんの中に、じつはそもそも聞き取れていないと思われる人が増えています。

ケース5 会話の相手が複数になると、話が聞き取れなくなる、頭に入らなくなる営業マン

沢口達也さん(仮名。29歳)。大手飲料品メーカーの営業部に所属。勤務態度は真面目。人員削減で仕事が忙しくなり、友達と遊ぶ機会が減った。連絡には主にメールを使う。都内のマンションで一人暮らし。出かけるときは携帯型音楽プレイヤーを持っていく。毎日10時過ぎに帰宅し、お酒を飲んで寝る。高脂血症と肝機能障害があり、血圧が高い。人からよく物忘れを指摘されるが、そもそもその情報を聞いた覚えがないことが多い。喫茶店などで複数の相手と話しているとき、話が頭に入らなくなることが度々ある。長い話を聞いたり読んだりしているうちに、ぼんやりしてしまうことがよくある。ひらめきには自信があったが、数年前から企画のアイデアなどが浮かばなくなった。

沢口さんのフリーズは、より具体的に言えば、次のような場面で起こります。たとえば、喫茶店で打ち合わせをしている。先方の担当者はAさんとBさんです。沢口さんは上司と一緒に二人のお話を聞いています。Aさんと沢口さん、Bさんと上司がそれぞれ対面の関係にあるので、基本的に、Aさんは沢口さんに、Bさんは上司に直接語りかけるような形になっていますが、もちろん四人はバラバラの話をしているわけではありません。

そういうときに、Aさんからこんな風に質問される。

「そのことについて、沢口さんはどう思われますか？」

「…………？」

沢口さんには、その質問が非常に唐突なものであるように感じられるのです。「そのことって、どのことだろう」と。しかし、じつはAさんはBさんのお話を継いでそういう質問をしている。沢口さんには、そのBさんのお話が聞き取れておらず、周囲の雑音と同じレベルになってしまっているために、Aさんの質問が脈絡のないもののように思えてしまう。困惑を察したAさんが、Bさんのお話を説明し直し、改めて意見を求めると、沢口さんもやっと筋道が理解でき、事前に用意していた答えを返すのですが、今度は上司に、

「バカ。その話は今俺がしたじゃないか」

と怒られてしまう。沢口さんは上司がBさんにしたお話も聞き取れていなかったのです。極端な例のように思われるかも知れませんが、こういう人は実際にたくさんいます。

カクテルパーティ効果が十分に使えている状態というのは、目の前にいる人の話なら聞き取れるというだけではありません。音の情報というのは、視覚情報とは違い、常に三六〇度の方向からやってきます。顔をどちらの方向に向けていても、聴覚的注意はニュートラルな状態にしておいて、聞きたいと思った情報にパッと注意を集中させられる。それをどんどん切り替えていかないと、喫茶店のような場所で複数の人の話をうまく聞き分けるということができません。沢口さんは、そういう高次脳機能が衰えてしまっている。そのために、常に視覚的注意を向けている相手の話しか聞き取れない状態になっているのです。

物忘れではなく聞き取れていない場合

こういう状態になっている人は、往々にして人から物忘れを指摘されています。沢口さんが来院されたきっかけも、「お前は物忘れがひどい」という上司からの指摘でした。ところが、本人にはその自覚がない。忘れていると指摘された情報を聞いた覚えがないのです。

軽い物忘れというのは、たいてい人から「こういうことを忘れているよ」と教えられれば「あ、そうだった」と思い出せるもので、聞いたこと自体を完全に忘れてしまう、そういうことが度々あるというのは、相当な重症です。フリーズする脳どころの話ではありません。しかし、沢口さんはそこまで重いボケ症状の患者さんには見えない。こういう場合には、じつは忘れているのではなく、その情報を聞き取れていないということが多いのです。

一日中イヤホンをしている生活

沢口さんは、いかにも現代人的な生活を送っています。東京で一人暮らし。隣近所の人とは会話をしたことがなく、どんな人が住んでいるのかもよく知りません。仕事が忙しいので、大勢で遊ぶような機会も少なく、友人や郷里の家族とのやりとりにも、メールを使うことが多くなっています。出かけるときにはいつも携帯型音楽プレイヤーを持っていき、歩行中にも、電車に乗っているときにも、食事中にもイヤホンを耳に当てている。仕事中にも、人と会うとき以外には基本的に音楽を聴いています。それで仕事も生活も成り立っている。

営業で人と会うときにも、個別対応が中心です。しかも多くの場合、事前のメールやFAXを使ったやりとりで大筋での合意が得られているので、現場では簡単な了解を交わすだけで済んでしまう。私などは、営業というとつい居酒屋や料亭でワイワイやる接待を想像してしまいますが、最近では、そういうことをするのは必ずしも主流でないそうです。

世の中全体の傾向として、集団の時代から個の時代に向かっている。人と向き合って話す直接的なコミュニケーションの機会が減り、画面を介した間接的なコミュニケーションの機会が増えている。それが良いことなのか悪いことなのかをここで判断するつもりはありませんが、そういうドライな社会になっていく中で、無自覚的に「聞き分ける」ということができない人が増えているのは問題だと思います。

本章の初めに書いた通り、その結果として起こってくる問題は、たまに大人数で会議をしたときに聞き取れなくて困るということだけではなく、クリエイティブな能力を低下させることにもつながっています。沢口さんが「数年前から企画のアイデアなどが浮かばなくなった」というのも、一つにはカクテルパーティ効果を使わなく(使えなく)なっていったことが原因になっているのかも知れません。

無意味に言葉を頭に入れようとしている

しかし、じつは沢口さんには、もう一つ脳の使い方を偏らせている問題がありました。

私の外来では、新聞のコラムをまず黙読し、次に書き写して、最後に音読してもらうという検査をよく行います。脳の入力、情報処理、出力に問題がない場合には、スムーズに書き写し、またスラスラと読むことができる(問題がある場合には、書き写すのに異常な時間がかかったり、行を飛ばしてしまったり、読むときに何度もつっかえたりします)。沢口さんはここまでは特に問題がありませんでした。ところが、次に私が、

「今のコラムの中に出てきた名詞を思い出せるだけ言ってみて下さい」

とお願いすると、

「…………」

沢口さんはフリーズしてしまいました。

時間をかけて思い出そうとしても、三つか四つしか出てこないのです。

新聞のコラムですから、文字量は八〇〇字くらいあります。それほど難しい用語が出てく

るわけでもありません。それを黙読し、書き写し、音読までしているのに、名詞を三つか四つしか思い出せないというのは、かなり問題です。題材との相性ということもあるので、コラムを変えて同じことをやってみてもらいましたが、結果は変わりませんでした。

短期記憶に障害があるために、今読んだばかりの内容が思い出せないという場合もありますが、私はそうではないと感じました。沢口さんは、内容を理解しながら書き写したり読んだりするのではなく、ただ文章を言葉の集まりとして読んでしまっているのではないかと感じたのです。そうすると、人間が単純に記憶できる数には限界がありますから、少ししか思い出せない。話が長くなると、右から左に抜けていくようなことになってしまいます。

英語を勉強するときに「単語一つ一つにこだわるのではなく、まず全体の意味を大まかに捉えようとすることが大切」とよく言われますが、生真面目な人は逆のことをやってしまう。要するに、単語一つ一つを全部頭に入れようとしてしまい、文章が伝えようとしている内容やイメージをパッと頭に描くことができないわけです。そうすると、思い出せる単語もかえって少なくなってしまいます。

英語でそういうことをしやすい人は、じつは日本語でも近いことをやっている場合があり、その傾向が環境要因によって助長され、極端な状態になっていることがあります。沢口さんはそういうケースではないかと私は判断しました。

脳の使い方に問題があることを自覚する

ヒヤリングを進めていくうちに、沢口さんは人の話を聞くときにもそういうことをやっていることが分かってきました。というのも「こういうことをして下さい」という短い指示的な言葉であれば、沢口さんは、聞き逃すことも、すぐに忘れてしまうこともありません。ところが、こちらがたとえ話などを織り交ぜながら、表現を豊かにしようとして、話を長くしていくと、最初の話題に含まれていた指示的な内容を忘れてしまうことが多いのです。

余談になりますが、私はこういうとき、言い方を工夫して、脳の使い方に問題があることに自分で気づかれることを期待します。「あなたは人の話を聞いてないですね」などと言ってしまったら、「そんなことないですよ」と反発されて終わってしまいます。ところが、「いやあ、医者というのは表現が下手なもので。私の話は分かりにくいでしょう?」

という言い方をすると、面白いもので、それまで何度尋ねても出てこなかった自覚症状を「じつは」と自分から言い出すことがあります。沢口さんの場合がまさにそうでした。

「私は喫茶店なんかで話を聞いているときに物忘れを指摘されるだけじゃなくて、静かな場所で、相手が一人でも、話が長くなると内容が頭に入らなくなることがあるんですよ」

「そうでしたか。そうすると、人から物忘れを指摘されるというのは、じつは忘れているわけではなくて、聞き取れていない部分もあるのかも知れないですね。ところで、さっき新聞のコラムを読んでもらいましたけど、そのときに何か情景を思い浮かべましたか？」

「情景ですか？　いいえ、まったく。そんなことをする必要がありましたか」

「長い話を理解するときには、大まかなイメージを捉えようとしないと、頭に残らないんですよ。ほら、役者さんたちって、長い台詞でもすっと覚えてパッとしゃべるでしょ。あれは『こんなイメージだな』というのを頭に入れようとしているからです。沢口さんは逆に、イメージを取らないで、言葉の一つ一つを全部覚えようとしているんじゃないですか？」

「そういえば……。そのお話を聞いて、視界が開けた気がしました」

何でもかんでも社会環境の変化に結びつけて語るのはナンセンスですが、用件だけのやりとりになりやすいオンラインでのコミュニケーションが普及したことが、沢口さんのような人を増やしている面はあるかも知れません。沢口さんは、それで長い話が理解しにくくなっている上に、カクテルパーティ効果が使えなくなっていた。そのために一対一で話していても内容が頭に入らなくなることがあるし、喫茶店のような場所で複数の人と話すと、もっと聞き取れない部分が出てきてしまう。それがおそらく沢口さんのフリーズの原因です。

読み書きは聞き取る力も鍛える

沢口さんのような症状を改善させるには、一つには先ほど書いた、新聞のコラムの書き写しと音読、それから中に出てきた単語をできるだけたくさん思い出すという訓練を続けてもらうといいと思います。「聞き取る」「聞き分ける」ということに問題があるのに、なぜ書いたり読んだりするのかと思われるかも知れませんが、英語を勉強するときのことを改めて思い出してみて下さい。ヒヤリングの能力を向上させるには、英語を「書き慣れる」「読み慣れる」ことが必要です。これはごく簡単に言えば、脳の言語中枢の中で、聞く方と話す方がバラバラにあるのではなく、解釈する部分を挟んで一連の流れになっているからで、日本語を聞き取る力を高めるときにも、この構造を利用することが有効だと考えられます。
もちろん、そのときに、ただ書き写したり読んだりするだけではダメで、内容を理解して、風景を思い浮かべながらそれをすることが大切です。たとえば、次の詩を読むときにも、雪が降った後の森の風景をイメージしながら読むのと、無意味に言葉面だけを追って読むのとでは、後で思い出せる単語の数が違ってきます。詩や新聞のコラムだけでなく、いろいろな文章を書き写したり読んだりするときに、意識してそういう高次脳機能を使っていくと、長い話を聞き取るときにも、ちゃんと内容が頭に残るようになるはずです。

見えない木

雪のうえに足跡があった
足跡を見て
はじめてぼくは
小動物の
小鳥の

森のけものたちの
支配する世界を見た

（田村隆一詩集『言葉のない世界』より）

母子や子どもたちの会話に聞き耳を立てる

カクテルパーティ効果を十分に使えるようにするには、雑多な話し声が飛び交っている中で一人の話を聞き取ろうとする機会を増やすしかありません。その気になれば、訓練の機会はどこにでもあるでしょう。たとえば、通勤電車の中でイヤホンをはずし、意識して周囲の音をキャッチしようとしてみると、たくさんの人の話し声がガヤガヤ聞こえてきます。その中の誰か一人か二人の話に聴覚的注意を集中させてみる。きっと中吊り広告より面白い話が聞けるはずです。が、これは一歩間違えると悪い趣味になってしまうので、あまりお勧めできません。もっといいのは、異業種交流会のようなものに積極的に参加してみることです。聞き分ける力が鍛えられるだけでなく、貴重な情報がたくさん得られると思います。

また、お子さんがいるご家庭なら、テレビを見ながら、後ろで母子（父子）や子どもたちがどんな話をしているのかに聞き耳を立ててみるのもいいでしょう。普段そういうことをしていない人は、子どもの変化や成長に気がついて、ハッとさせられることがあると思います。

そんなことは当たり前にやっているという人も多いと思いますが、私たちは、そういう当たり前のことをいつの間にかしなくなり、できなくなっていることがあるのです。

沢口さんのケースの解説はこれで終わりますが、「人の話が聞き取れない、頭に入らない」という症状に関して、もう一つ解説しておかなければならないケースがあります。

ケース6　転職先の企業で度々思考停止状態に陥るようになったエリートビジネスマン

松永秀一さん（仮名。31歳）。医療機器メーカーからITベンチャーに好待遇で転職。前職では5年連続エリア内トップの営業成績。転職先の企業もその実績を評価した。そのITベンチャーではビジネスで使用するソフトウェアを開発。成長を続けている。

任されたのはソリューション営業。新商品を使用する場面を案出して売り込む仕事。医療機器とは比較にならないほど商品の変化が速い。理解しようとすると上の空に。文系出身でＩＴには強くない。ＩＴに強い部下をつけるから問題ないと言われていた。自分なりに勉強していくが、商談中にぼんやりしてしまい、空白の時間が過ぎている。「前職はパターン化された世界。人脈ができれば、誠実でありさえすればよかった」

松永さんも、人と話しているときに思考の空白ができる、聞き取れなくなることが多いという人です。私は、二〇〜三〇代の若い人でも、脳の使い方を偏らせるような生活を続けていると、高次脳機能を低下させてしまうことがあるという「若年性健忘症」の考え方を提唱していて、それについて本を書かせていただいたりしていますから、それを読んで、普通なら病院に行かないであろう軽い症状の患者さんが来院されることがあります。軽い症状といっても、本人はそのために仕事で失敗したり、人間関係を壊したりして苦しんでいるわけですから、いい加減な気持ちで診るわけにはいきません。

しかし、結論から言えば、松永さんのケースは当然起こるフリーズで、脳機能が低下しているわけではありませんでした。

言語体系が違いすぎると聞き取れない

人の話を聞いているときにぼんやりしてしまうという現象を引き起こす要因の一つとして、言語体系が違いすぎるということがあります。長い話を聞くときには大まかなイメージを捉えることが大切だと書いたばかりですが、意味が分からない言葉がありすぎると、それをするのは困難です。話を理解することをマスを埋めていくことにたとえて考えてみると、多少白いマス（分からない言葉）があっても、全体がだいたい埋まっていれば大意はつかむことができる。しかし、白いマスの方が多いくらいになってしまうと、正しくイメージを描くことはできません。また、大半のマスが埋まっていても、白い部分が決定的に重要であるために、オセロゲームのように全体が真っ白なのと同じになってしまうこともあるでしょう。

私などは、よくこういうことがあります。パソコンショップに周辺機器などを買いに行ったとき、説明の上手い店員さんというのは、自分がどれだけ専門知識を持っていても、平易な言葉でお話して下さるものです。ところが、経験の浅い店員さんになると、やたら難しい言葉を使おうとする。といっても日本語ですから、こちらも大半の言葉は理解できているのですが、一部の分からない言葉の中に決定的に重要なものが含まれているために、大まかなイメージが捉えられなくなって呆然としてしまう。そういう状態で、最後に、

「何かご質問はありますか?」

と聞かれても、「あ、いや、ありません」となってしまうのは当然です。

松永さんは、おそらく、お仕事の中でこういうことが日常的に起こっているのだと思います。医療機器の業界とIT業界とでは、言語体系はまったくと言っていいくらい違うはずです。いくら自分なりに勉強しているといっても、仕事の中で使われる言語というのは、表面的な意味の裏に、業界の人間にだけ通用する共通認識のようなものがくっついているものです。それが分からないと、大意がつかめなくなり、言葉の一つ一つを機械的に頭に入れようとせざるを得なくなってしまう。そんなことはもともと無理なので、オーバーヒートの状態になって、思考が停止してしまう。そういうことが起こっているのだと考えられます。


分からない言葉があったとき、すぐ周りの人に「さっきの言葉はどういう意味ですか?」と聞くことができればいいですが、最初から高いポジション(松永さんの場合は営業部の管理職)を与えられていると、いちいち質問するのは心理的に抵抗がある。それでつい知った

かぶりしてしまうこともあると思います。そうすると、なかなかその業界の言語体系を身につけることができずに苦労をする。今の松永さんにはそういう不幸があると思います。

転職が一般化している社会の問題

少し前まで、日本の社会では終身雇用制が当たり前で、一度就職したらその会社に骨を埋めるか、転職しても同じ業界で働くという人がほとんどでした。ところが最近では、転職する人の方がむしろ一般的になっていて、優秀な人は業界を越えて移籍したり、スカウトされたりする。そういう人たちが、おそらくぶつかることになるのが言語体系の壁です。

まったく言語体系の違う業界にいきなり飛び込んでしまったら、リスクは相当高くなってしまうでしょう。特に日本の社会には「暗黙の了解」「以心伝心」といった言外のコミュニケーションを重んじる風潮があり、それが仕事全体を支配していますから、戸惑うことが多くなると思います。厳しいビジネスの世界では、相手がわざと分かりにくい言い方をしてくる場合もあるのではないでしょうか。第一章で解説した証券マンの桜井さんのケースにも同じような要素がありますが、松永さん場合は、どう考えてもこの問題が最大です。

松永さんが「前職はパターン化された世界」と自己申告しているのは、おそらく私が「あまりにもパターン化された生活を送っていると、新しく組み立てていく前頭葉の力が落ちてしまう」ということをいろいろな機会に発言させていただいているからで、その先入観があったのだと思いますが、松永さんには高次脳機能の低下は認められませんでした。

言語体系が違うというのはおそらく表面的な問題で、その背後にある仕事のシステム、業界の文化といったものの違いも相当に大きいと思います。それが身についていない状態では、営業のコツをつかむことも難しいでしょう。前職に比べて「商品の変化が速い」という違いも無視できないとは思いますが、松永さんの現在のフリーズの原因は、それ以前のところにあるような気がします（ITベンチャーのソリューション営業のお仕事にしても、経験年数の長い人から言わせれば、それなりのパターンがあるのではないでしょうか）。

優秀なビジネスマンの才能

そもそも、医療機器販売のお仕事がパターン化されていたと言いきれるのは、松永さんがそれだけ多くの方法論を身につけていたからで、二〇代の若さでそれを獲得するために、松永さんは他の人よりも努力されたのだと思います。その意志的・計画的に行動する前頭葉機能の高さこそ、松永さんを前職でエリア内トップにまで上り詰めさせた能力でしょう。私はそう考え、ヒヤリングと一通りの検査をした後、次のようなことを申し上げました。

「松永さんは若年性健忘症どころか、非常に優秀な人ですよ。今はこういうことで、言語体系が身についていないから、フリーズしたように感じることもあると思いますが、もうしばらく地道に頑張ってみて下さい。相手のお話が理解できなかったら、部下に聞けばいいじゃないですか。頼りきっていてはダメですが、そういうことが必要なときもありますよ」

本書の趣旨からは少し離れますが、フリーズする脳にはこういう面もあります。

第六章　血流の問題、脳を損傷している可能性

血流に問題があると脳機能が低下する

前章で解説した、カクテルパーティ効果が使えなくなっている沢口さんには、じつはもう一つ治療しなければならない問題がありました。それがケース5の項目の中にある「高脂血症と肝機能障害があり、血圧が高い」ということです。このことがどれくらい高次脳機能の低下に影響を与えていたか、明確なことを言うのはなかなか難しいものがありますが、まったく無関係ということもなかったでしょう。沢口さんの場合には、高次脳機能を回復させるためのトレーニングと並行して、生活習慣病的な要素を下げる治療も行いました。今ではそのどちらもが改善され、沢口さんは体調も良好、仕事もよくできる人になっています。

ここまでは話を単純化するために、そういう要素を取り除いて解説してきましたが、実際に私の外来で診察・治療する際には、ソフトウェアとしての脳の問題だけでなく、ハードウェアとしての脳（器質的に見て問題がないか）と体の問題も慎重に診ています。病気があれば早く治療すべきなのは当然ですし、それが高次脳機能の低下に影響を与えていると思われる場合もあるからです。たとえば、高血圧の結果として脳へのエネルギー供給に変化が起こり、脳が上手く使えない状態になっていることも考えられます。

脳には、心臓から拍出される全血液の約一五パーセントもが送られ、脳神経の活動に必要な酸素とブドウ糖が供給されています。この血流に問題が起こると、さまざまな脳機能の低下が生じてくるということが当然あり得る。高血圧であれば、むしろ多くの血液が送られるのではないかと思われるかも知れませんが、そうではありません。太さの著しく違う枝分かれした管に勢いよく水を流すと、圧力の差が生じ、細い方に水が行きにくくなりますが、それと同じで、高血圧のときにも、脳組織での血液配分が満遍なく行われにくくなるということが起こります。それが慢性的になると、脳の働きのバランスが崩れ、考えが長く続けられなくなったりする。実際、長年の高血圧を治しただけでボケ症状が改善されたというケースは少なからずあります。

また、これは他の患者さんですが、脳の活動状況を局所脳血流量で診る光トポグラフィーで検査したところ、血流量が落ちている領域があったため、さらにMRで詳しく診ると、その領域の血管が細くなっていたことがありました。こういう場合、どちらが原因でどちらが結果なのか一概には言えません。何らかの問題があって血管が細くなり、その結果として脳活動が鈍くなったのか、それとも、その脳領域を使う活動をあまりしてこなかったために、需要と供給の関係から、血液が送られにくくなり、血管が細くなってしまったのか。どちらとも考えられ、両方の可能性を視野に入れて治療することが症状の改善に大切だと考えます。

ハードウェアとしての脳は大丈夫か

本書は、器質的には異常が認められないのに、脳機能が低下している状態——いわゆるボケ症状の中でも初期の段階に焦点を当て、その原因と対処法を検討していく本ですが、本章ではハードウェアとしての脳の問題を中心に解説していきます。退屈な方は読み飛ばして下さってもかまいませんが、覚えておいていただきたいのは「フリーズする」という現象は、偏った脳の使い方を続けた結果としてではなく、器質的な障害の結果として起こることもあるということです。本書で解説している例の中に、自分とぴったり当てはまるものがあったからといって、生活を改善すれば確実に治ると思い込まないで下さい。一度は必ず病院で脳の検査を受けてハードウェアとしての脳に問題がないのを確認しておくことをお勧めします。

ある程度の年齢になったら、こまめに脳の検査を受けるのはとてもいいことです。

口うるさい人がしゃべらなくなるとき

たとえば、実際にあった例ですが、口うるさいとご家族から思われていたおじいさんが、あるときから言葉に詰まるようになり、次第に口数が少なくなり、ついにはほとんどしゃべらなくなってしまった。他に目に見えて変わった点はありません。一見すると、本書で解説してきた、苦手になるとやらなくなり、やらなくなるとできなくなるというケースと似ていました。しかし、結論から言えば、このおじいさんには、左の前頭葉、ちょうど言葉を話す機能を司っている領域のところに脳腫瘍がありました。

腫瘍があるなら、何らかの痛みで分かりそうなものだと思われるかも知れませんが、良性でゆっくり発育する腫瘍の場合、痛みは必ずしも当初出現しないことがあります。

頭蓋骨の中にある脳は、分かりやすく言えば、料理に使うボウルの中に浮かんでいる豆腐のような構造になっていて、腫瘍があっても、豆腐の周囲のスペースに余裕があるうちは、痛みを感じないのです。特に高齢者の場合、若者に比べて脳自体が痩せた状態になっているので、腫瘍が小さいときには症状が出ず、何年もかかって腫瘍がかなり大きくなってしまうまで気づかないということが起こります。

脳というのは、体の変化には敏感に反応するのに、自らの内部で起こっている変化には不思議なほど鈍感であることがあります。そのため、言葉に詰まるようになったとか、度々思考が停止するようになったとか、そういうフリーズにも注目するようにしておいた方が、深刻な状態になる前に異常を発見できる可能性はより高くなると思います。

ちなみにこのおじいさんは、比較的早く発見できたことが功を奏し、手術は無事成功しました。その後リハビリを続け、現在では冗談も言えるくらいまで回復されています。

加速度的に症状が進行していくときは危ない

悪い生活習慣の積み重ねでフリーズするようになる場合と、脳の病気などが原因となってフリーズする場合の違いは、簡単には申し上げられませんが、一つはっきりしているのは、症状が一気に進行していくときは後者の疑いが強いということです。基本的に本書で解説しているような、いつの間にか「何か」をしなくなっていることの結果として高次脳機能が低下していく場合には、何か月、何年とかかって症状がゆっくり進行していきます。また、人間ですから、体調ややる気によっても左右される。そういう波がなく、加速度的・不可逆的に症状が進行していく場合には、早急に画像診断を受けられた方がいいと思います（もちろん、そういう進行の仕方をしていなくても、画像診断を受けておけば安心です）。

子どもの頃のケガが原因でてんかんに

また、次のような理由でフリーズする場合もあります。つい先日あったケースですが、小荷物配達業のセールスドライバーをしている三〇代の男性が、お仕事中に意識を失って倒れ、第三北品川病院に運ばれてきました。この業界の方が運ばれてくるのは、多くの場合、過労と貧血です。その患者さんも、CTで検査したところ、脳梗塞や脳出血などの異常は認められませんでした。しかし、脳組織構造に左右差があり、意識を失った状況にも不自然さがあった（気を失う前後の記憶がプッツリとまったくなくなっていた）ので、精密検査と経過観察のため入院してもらいました。脳波を測ってみると、彼はてんかんだったのです。

よく聞いてみると、その三〇代の男性は、普段から忙しく、残業が何日も続くと、人の声が上手く聞き取れないように感じることがあったそうです。そうして、もっと忙しくなると気を失って倒れてしまう。本人はそれを貧血だと思っていて、実際に貧血気味でもあったのですが、それだけでは完全に記憶を失うということは起こりません。ご実家に電話をして、お母さんにお話をうかがってみると、その男性は、子どもの頃に交通事故に遭い、側頭部を損傷したことがあるそうです。おそらくはそれが原因となって、てんかんになっていた。

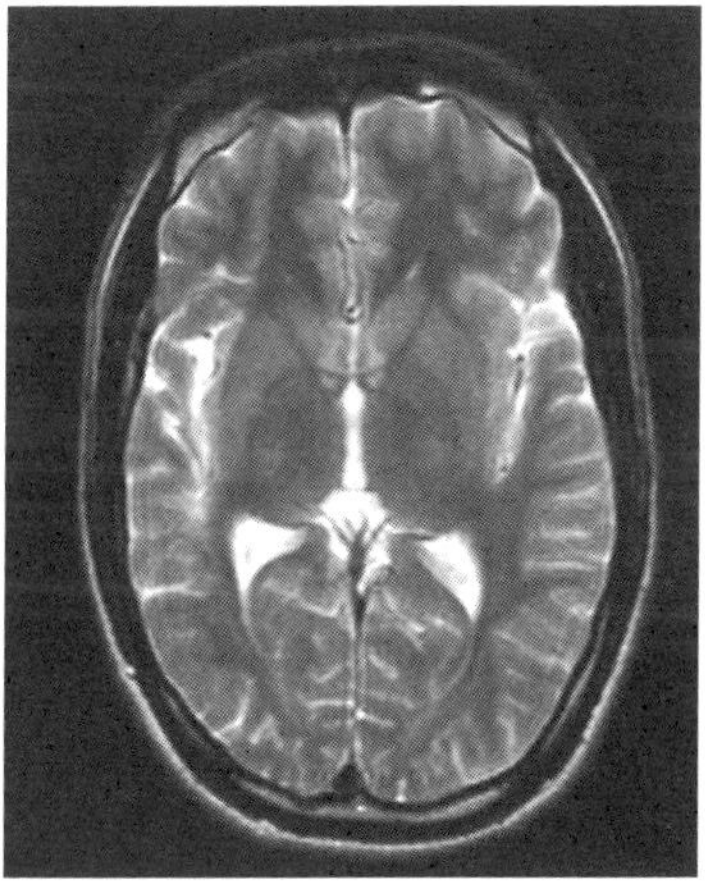

過労になると意識消失などの発作を起こす、30代男性の脳のMR写真。右脳（向かって左側）の一部に萎縮が見られる。

てんかんというのは、ごく簡単に言えば、脳内で起こる漏電のような現象です。脳内では、無数の神経細胞がネットワークを張り巡らせ、その回路を電気信号が駆け巡ることによって情報伝達が行われています。てんかんの患者さんの場合、問題のある神経回路に過剰な電流が流れたときに、あたかも漏電してブレーカーが落ちるようなことが起こる。

てんかんというと、何か特殊な病気であるように思われがちですが、必ずしもそうではありません。潜在的にそういう要素を持っている人はたくさんいると思います。漏電現象なので、問題のある神経回路に過剰な電流が流れない限り、症状は出ません。そういう人が働き盛りになって、オーバーワークを強いられたときなどに、脳の機能がダウンしてしまう。倒れてしまわないまでも、意識がときどき途切れてフリーズしたようになることがあります。

てんかんというのは、発作が問題になるわけですから、お仕事の量を調整して、脳に過剰な電流を流さないようにすれば、健常な人と何ら変わりない生活を送ることができます。また、今は薬がいいですから、重い状態であっても、発作を起こさないようにすることは比較的簡単にできる。フリーズするという現象から、てんかんであることが分かったとしても、それほど気に病むことはありません。これも早期発見することが大切です。その三〇代の男性は、同じ会社の事務職に移ることになりましたが、元気にお仕事を続けておられます。

本章では、少し目線を変えて、ハードウェアとしての脳に問題がある場合を簡単に解説しました。本来なら、認知症やアルツハイマーなどの器質性障害にも言及するべきかも知れませんが、本論外で短く語れることではなく、また、優れた専門書がたくさん出ていますので、そちらに解説を譲ります。ただし、ハードウェアとしての脳に問題がないという前提に立ったときに、初めてソフトウェアとしての脳の問題——つまりボケ症状とその入り口の段階であるフリーズする脳の問題が出てくるということは、念頭に置いておいて下さい。

第七章　クリエイティブな能力を失うとき

「仕事ができなくなった」「才能がなくなった」

ボケ症状の治療というのは、一般的な外科や内科の治療に比べると、何をやっているのか理解されにくいところがあります。必要があって投薬する場合はありますが、基本的に薬で解決できる問題ではない。私のところに通って、脳機能を回復させるトレーニングをしてもらいますが、それだけで完全に治せるわけでもありません。ボケ症状というのは、長い期間をかけた高次脳機能の低下です。その原因は、悪い生活習慣の膨大な積み重ねであり、その結果低下させてしまった能力を回復させることは一朝一夕にはできません。低下させたのと同じくらいの時間をかけるつもりで、じっくりと症状と向き合っていく必要があります。

その中で私にできる最大のことは、患者さんに「何ができなくなっているのか」をはっきりと自覚してもらい、自分で治していく心構えを持ってもらうこと。その上で、生活をどう改善すればいいか、どんなトレーニングを続けていけばいいかということを話し合い、また、それを自律的に実行してもらえるように仕向けることです。この動機づけ、方向づけが上手くいくと、比較的短い期間でも、患者さんは目に見えてよくなっていかれます。

ところが、この「何ができなくなっているのか」ということが明確なケースばかりではありません。たとえば、「仕事ができなくなった」「クリエイティブな才能がなくなった」という大局的な問題を繰り返し訴えてこられるケースもあります。「物忘れがひどくなった」とか「人の話が聞き取れなくなった」とかいう症状であれば、私も「こういう脳機能が低下しているのだろうな」と分かりやすいですが、本人はそこに問題があるとは思っていない（実際にはそこにも問題がある場合が多いのですが）。「仕事ができなくなった」「クリエイティブな才能がなくなった」ということが、ともかく本人にとっては切実な問題なのです。

こういう患者さんと向き合っていくときの難しさは、私が彼らが立っていた場所に立てないということにもあります。本書でこれまでに書いてきたのは、基本的に誰もが当たり前にできることができなくなっているケースの解説です。そういう人たちの症状であれば、自分の脳を顧みて言えることがたくさんあります。ところが、たとえば「長い文章がスラスラ書けていたのに書けなくなった」と言われても、私には前の状態が実感として分かりません。また「以前はヒット商品につながるアイデアがどんどん湧いていたのに、さっぱり浮かばなくなった。私はボケてしまったんでしょうか？」と聞かれても、私には今の状態の方がむしろ共感できるくらいで、「こうすれば元に戻りますよ」などと気軽には言えません。

生活が単純化されすぎている

しかし、こういうケースでも、原則に立ち返って考えてみると、人がボケていくときの典型的なパターンにはまっている場合があります。つまり、変化は外部から始まっている。脳を取り巻く環境が、仕事ができていたという以前とは著しく違ってしまっているのです。

たとえば、いわゆる物書きの人が文章が書けなくなっている場合、お話をうかがってみると、生活があまりにも単純化されていることがあります。一つのお仕事に専念しようとするあまり、それ以外のことをする機会を極端になくし、ほとんど一日中パソコンや原稿用紙に向かっている。さまざまな脳機能をバランスよく使う機会をなくしてしまっているのです。

また、会社に勤めながらクリエイターと呼ばれるようなお仕事をされている方の場合、会社がそういう環境を与えてしまっている場合があります。若い頃には、それこそお茶くみでもコピー取りでも何でもやって、その余った時間で必死にアイデアを考えていた。ところが能力を認められてくると、専用のスペースを与えられ、雑用は何もしなくていいからアイデアを出すことに専念してくれと言われる。これも脳の基礎的なトレーニングをなくさせてしまう環境で、そこに閉じこもって高度なことだけやれと言われても難しいでしょう。

クリエイティブな能力は脳機能の総合力

クリエイティブな能力というのは、言ってみれば、さまざまな脳機能の総合力です。前頭葉の選択・判断・系列化する力や記憶を引き出してくる力、話す力、聞き取る力……。そういう個々の脳機能が一定以上のレベルに鍛えられ、バランスよく使うことができるようになったときに、初めてクリエイティブな才能を発揮できる、というものだと思います。

極端なことを言えば、最初からクリエイティブな人間などいないのかも知れません。環境がその人にいつの間にかさまざまな訓練をさせ、お仕事ができる脳の状態をつくっている。それを勘違いして、才能がそれだけで自分の脳の中にあるかのように思い込み、元いた環境を離れてしまうから、お仕事ができなくなっていく。以前には自然と鍛えられていた何らかの脳機能が低下して、その総合力であるクリエイティブな能力も下がってしまう。最近、お仕事ができなくなったと感じている人は、そういう環境の変化がないでしょうか？

ケース⑦ 文章が思い浮かばなくなり、偏執的に見直しを繰り返すフリーライター

原田雅文さん（仮名。37歳）。編集制作会社を経て5年前に独立。フリーライターに。

呼吸するように文章が書けるタイプで、当初は「何でも屋」的に仕事をこなしていた。

独立から3年ほどの間に著書を上梓。また、構成などを手がけた本がベストセラーに。

雑多な仕事が煩わしくなり、売れそうな本を一冊丸ごと執筆する仕事に絞っていった。

数か月に1回しか締め切りがなくなり、これで大きな仕事に専念できると思っていた。

文章が思い浮かびにくくなり、しかも、思考がすぐに途切れてしまうようになった。

深夜になると一気に書けることがあり、夜型の生活に切り替えたが長続きしなかった。

友人から誘われても集中が途切れると思って断るようになり、仕事しかしなくなった。

ほとんど書き進められなくなり、前に書いた部分の見直しを繰り返すようになった。


本章の初めにほとんど結論を書いていますが、原田さんの才能をつくっていたのは、おそ

らく「何でも屋」だったということです。これはスポーツにたとえて考えてみると分かりやすいと思いますが、たとえば陸上競技でも、大会にしか出ていなかったら、必然的に能力は下がっていきます。何か月かに一回ある大会のために、毎日ランニングや筋力トレーニングなど、雑多な訓練を積み重ねて、初めて大会で総合的な力を発揮できるのです。脳も同じで、クリエイティブなお仕事を大会だとすると、それだけやっていればいいというわけにはいきません。原田さんの場合も、お仕事ができていた頃には、何でも屋として、軽い仕事もやり、汚れ仕事もやり、いろいろな人の言うことを聞いて、細かいスケジュール管理も自分でやり、そういう雑多なことが訓練になって、初めてクリエイティブなお仕事ができていたはずです。そういう訓練の機会をなくしてしまっていることが、まず大きいと思います。

雑多なことをしていたからできていた

原田さんはフリーライターという少し特殊なお仕事をされていますが、これはすべての職業について言えることです。「効率的に効率的に」と考えていくと、究極的にはそのことだけをやっていればいいという風になっていきますが、脳はそういうものではありません。

本人がまったく無駄なように思っている日々の雑多な活動の中には、じつは本書で解説してきたようなさまざまな脳機能を訓練させる機会が含まれていて、それをなくしてしまったら、より高度な能力も消えてしまうのかも知れない。そう考えてみることが、環境を変えるときには必要です。

若い頃には嫌でも雑多なことをやらされているわけですが、偉くなってくると「これはもう自分でしなくてもいい」と選べる場面が増えてきます。それで面倒な作業を省いていくと、仕事や生活がどんどんシンプルになっていく。そうした方が効率よく才能を発揮できそうな気がしますが、そうとは限りません。「忙しかったのにできていた」のではなく、本当は「雑多なことをしていたからできていた」のかも知れないのです。

企画書が資料の丸写しになってしまう

また、仕事や生活が単純化されてくると、アイデアの材料を得る機会も減ってしまいます。これはまた別のケースですが、私が治療した患者さんに、与えられた事務的なお仕事ならよくできるのに、企画をつくるようなお仕事がまったくできないという二〇代の女性がいました。資料に出ている以外の発想を生み出すことができないので、どうしても企画書が資料の丸写しかパッチワークのようになってしまう。本人は一生懸命やっているつもりなのですが、必死になるほど丸写しになってしまう。それでとうとう解雇されてしまいました。

彼女の脳機能を検査してみても、特に問題になると思われるほど低下している要素はありません。しかし、普段の生活について質問してみると、明らかな問題があることが分かりました。一言で言えば、生活があまりにも「きれいすぎる」のです。

たとえば、

「アフター5はどうしていますか?」

「まっすぐ家に帰ります」

「お友達と遊んだりはしないんですか?」

「ほとんどしません」

こういう生活を続けていては、アイデアを出すのは難しくなると思います。

アイデアというのは、要するに情報の組み合わせです。それを上手く組み合わせるには、前頭葉の選択・判断・系列化の機能が必要ですが、それ以前に、自分が普段どんな情報と接しているかということも重要になってきます。私の場合を言えば、いろいろな分野の本を読んだり、違う業界の人と話したり、数学を勉強したりすることが好きなので、ボケ治療の本を書くときにも、そういうところで得た情報を組み合わせています。その変化が私なりのアイデアになり、読む人が評価して下さるポイントになるのではないでしょうか。

あまりにもシンプルな生活を送っていると、その組み合わせる情報の片方が致命的になくなってしまいます。いくら資料を読んで勉強しているといっても、そこに書いてある情報同士では、どうしても変化の幅が小さくなってしまう。また、アイデアを出すときには、外部の情報を組み合わせるだけでなく、脳の中に蓄積されている情報も組み合わせますが、無菌室にいるような生活を長く続けていると、それも枯渇してきます。そうすると、真面目にやろうとすればするほど、資料の丸写しかパッチワークのようになってしまう。極端にシンプルな生活を送っている人から面白いアイデアが生まれるとは考えにくいのです。

アイデアはゴミの中から拾うもの

現代のような情報化社会では、椅子に座っていて得られる情報というのは、基本的に誰でも入手できるものだと思います。それを組み合わせることも、ある程度の能力があれば誰でもできる。しかし、個々人が自ら動いて接している情報というのは、その人にしか得られないものです。それをベースとなる情報と組み合わせていくから、他の人には思いつかない変化が生まれる。極端なことを言えば、アイデアを出すときに重要なのは、ゴミをいかに多く拾っているかということではないでしょうか。誰もが注目するような情報ではなく、本業からすると一見無価値に見える情報をたくさん拾っておいて、アイデアを求められたときにパッと組み合わせてみせる。発想の豊かな人は、そういうことをやっているのだと思います。

原田さんも、何でも屋だった頃には、おそらく本人にも予測不可能な情報との出会いがたくさんあり、それを自然に吸収して、臨機応変に組み合わせていた。書く内容だけでなく、書き方や雰囲気のつくり方などにしても、多くの人と話したり、雑多な資料を読んだりする中で、いつの間にか蓄積されているものがあったと思います。それをなくしてしまったから、以前のように、呼吸するように文章を書くことができなくなったのかも知れません。

なぜ「仕事は忙しい人に頼め」なのか

あともう一つ考えられるのは、何でも屋だった頃までの原田さんは、社会の歯車として回転していた。そこからはずれてしまったことが大きいのではないかということです。

脳には「基本回転数」とでも呼ぶべきものがあります。単純に頭の回転の速さと解釈していただいてもかまいませんが、この基本回転数を決めているのは、基本的に本人の意志ではなく環境です。環境に忙しさがないと、基本回転数は上がらないと私は考えています。

たとえば、社員全員が猛烈な勢いで働いている会社がありますが、そういう会社の社員を一人引き抜いて、みんながのんびり仕事をしているような会社で働かせたら、基本回転数が落ちて、前職のときと同じようには働けなくなるはずです。逆に、それまでのんびり仕事をしていた人が、全員が猛烈に働いている会社に入って仕事をすると、最初は無理だと思っていても、そのうちに回転数が上がって、同僚たちと同じように働けるようになります。これは必ずあることで、クリエイティブなお仕事をされている方も例外ではないでしょう。

「仕事は忙しい人に頼め」と言いますが、これはまったくその通りで、どんなに時間があっても、毎日ぼーっと過ごしている人に急いでやらなければいけない仕事を頼んだら、時間ばかりかかってしまいます。基本回転数が落ちているので、急に忙しくしろと言われても対応できないのです。脳に力を発揮させるには、止まっていてはダメで、環境の中に忙しさがあり、それに合わせて、ある程度忙しく動き続けていなければいけない。よく芸能界の人たちが、「充電期間」と称して半年間くらい休んだら、復帰してきたときには、むしろ放電してしまったようにぼんやりした人になっていることがありますが、これは基本回転数が落ちているからです。自己満足しかない環境にいたら、どうしても脳は働きにくくなります。

お仕事がよくできて独立していくような人たちは、自分が環境の忙しさによって回転させられていた歯車であったことを忘れ、一人でも同じように回転できると過信している場合があり、原田さんのケースで言えば「数か月に1回しか締め切りがない」ような状況をつくってしまいがちです。そうすると、基本回転数がどんどん落ちて、お仕事ができなくなっていく。それを「才能が枯れた」かのように感じている場合が多いように私には思えます。

大きく育った木はそれなりの地面を持っている

本書の初めに「脳は環境によってつくられている」と書いたのは、つまりそういうことです。環境が脳にいつの間にかさまざまな訓練をさせているし、発想の材料も蓄積させている。

さらには基本回転数も環境が決めている。その環境を離れたら、持って生まれたもののように思っているクリエイティブな能力なども発揮できなくなるかも知れないのです。

最初に申し上げた通り、原田さんのような症状を「こうすれば治りますよ」と簡単には言えません。しかし、ボケ症状が治っていくときの原則と照らし合わせて言えることはあります。原田さんには、本章でしてきた解説に加えて、次のようなことをお伝えしました。

「原田さんはクリエイティブな能力を失ったわけでも、才能が枯れたわけでもないですよ。一度そういうネットワークが脳の中に築き上げられたら、病気やケガで損傷しない限り、そう簡単に完全になくなってしまうということはありません。原田さんが失ったのは能力を発揮できる環境じゃないですか？　木にたとえて言えば、大きく育った木は、必ずそれなりの地面を持っていたはずなんです。ところが、大きくなった木は地面なしでも立っていられると思ってしまう。その環境を取り戻すことから始められてはいかがでしょうか？」

それから、夜型の生活を続けているなら、ちゃんと朝起きる生活に戻すことも大切です。「深夜になると一気に書けることがあり」というのは、夜になると神経伝達物質のバランスが変わり、感情系が優位になりやすく、行動にブレーキがかかりにくくなっているからで、一時的にはそれで上手くいくこともあるかも知れません。しかし、夜に書いたラブレターを朝見てびっくりすることがあるように、深夜の自分というのは、自分ではないようなところがあります。それを意志的・計画的に進めるべき仕事に利用するのはやめた方がいいでしょう。ジキル博士に解決できない問題をハイド氏に任せるようなもので、クリエイティブな能力がどうこうという以前に、人間のバランスとして絶対におかしくなっていきます。

「仕事ができなくなった」「クリエイティブな才能がなくなった」と感じている人が、元の状態に戻っていくまでの過程はもどかしいものでしょう。自分の脳なので、考え方一つで元に戻せそうな気がしますが、そうはいかない。野球にたとえて言えば、「こうやって投げればいい」ということは分かっているのに、いろいろな筋力が衰えているために思うように投げられない。それと似た状態になっているはずですから、時間をかけて訓練し直すしかありません。そのためには、まずそういう状態になっていることを自覚し、自分で治していく心構えを持つことが大切です。そうしないと、どうしていいのか分からなくなり、迷走を続けてしまいます。逆に言えば、その心構えと方向性さえしっかり持っていれば、たいていの人はよくなっていくものだということを、私は多くの患者さんを診てきて感じています。

細部にこだわって全体が見えなくなる

原田さんもそういう自覚を持ち、環境を取り戻していったことで、少しずつクリエイティブな能力を回復させていきました。それで今のところ上手くいっていますが、長い目で見たときに、もう一点だけ注意しておいていただきたいことがあるとお伝えしてあります。それが項目の中にある「前に書いた部分の見直しを繰り返すようになった」という点です。

前頭葉の選択・判断・系列化の機能が低下すると、長い話を組み立てることが苦手になり、全体が見えなくなってきます。その代償として、偏執的に細部にこだわるようになることがある。その意味で「文章が思い浮かびにくくなり、しかも、思考がすぐに途切れてしまうようになった」ときに、見直しを繰り返すようになったというのは理解できる話です。

また、細部にこだわるあまり、生産的な判断ができなくなっていく場合もあります。これは脳の機能低下というより、先天的な資質も含めた脳の使い方の問題で、一〇の要素を組み立てる能力があるのに、それを一を〇・一に割るような方向で使ってしまう。そうなりやすい人は、基本回転数が上がるほど、一を〇・一に割り、〇・一を〇・〇一に割るようなことをしてしまい、膨大な問題を抱えてしまうことがあります。そうしてクリエイティブな仕事どころではなくなっていく。そういうケースについても少し解説しておきます。

ケース8 上司になった途端、考える力が衰え、仕事ができなくなった元「優秀な部下」

水野裕治さん（仮名。31歳）。金融業界から飲食チェーンを展開するベンチャーに転身。店舗開発の計画から実行までを手がける事業開発部に所属し、会社の急成長を支えた。40代の部長はお飾りで「事業開発部を事実上動かしているのは彼だ」と言われていた。働きを認められ、30歳の若さで部長に抜擢。10人の部下を持った（前の部長は異動）。誰もが納得する人事で、本人も張り切ったが、次第に仕事ができなくなっていった。計画のネガティブな材料が気になり、修正を繰り返すが、いつまでも満足できない。計画書の体裁が必要以上に気になるなど、無駄なことに時間をとられるようになった。忙しくなるほど判断力が働かなくなり、物忘れを指摘されることも増えていった。

二　処理しなければならない仕事が大量にたまり、毎日深夜まで残業するようになった。

文章を書いたり、アイデアを出したりするだけでなく、事業計画を立てたり、それを推進する手だてを考えたりするのも、当然クリエイティブなお仕事だと言っていいでしょう。水野さんはその能力が高く、部下だった頃には、事業を急速に拡大しているベンチャー企業の推進力を担っていると認められるほどの存在でした。ところが、上司になった途端、ほとんど仕事が前に進められなくなってしまった。計画のネガティブな材料ばかりが気になり、全体的な判断ができない。自分でも無駄だと思っていることに、こだわらずにはいられなくなっている。水野さんに限らず、こういうケースはよくあるのではないでしょうか。

上司になって、より大きな仕事を動かさなければならなくなると、部下の頃には一〇と考えていた仕事を一と考え、一〇〇の仕事をするくらいの大まかさが求められます。ところが、現場にいた頃にはキレ者に見えた人が、上の立場になると、一を一と考える細かさのまま一〇〇の仕事をしたり、逆に一を〇・一に割るような方向に進んでしまう場合がある。そうすると、脳は限界を超える処理を迫られ、オーバーヒートを起こし、止まってしまいます。

クリエイティブな能力を失うときの一つのパターンは、大まかさをなくすときです。

「もういいよ」と言ってくれる上司

実際に、水野さんのような人が「自分の脳はどうかしてしまったんじゃないか」と考え、私の外来を訪ねてくることがときどきあります。しかし、たいていの場合、問題になるほど脳機能が低下しているわけではありません。もともとの資質として、そういう方向性を持っているとしか言いようがない人たちです。水野さんの場合も、なぜ上司になった途端にお仕事ができなくなったのかということより、なぜ部下だった頃には会社の成長を支えるほど力を発揮できていたのかということを考えた方が、問題の解決に近づける気がします。

一つのポイントになるのは、お飾りに見えていたという四〇代の上司ではないでしょうか。その人の脳をつくっている環境要因の中で、特に重要なのは上司の存在です。命令権を持つ上司が上手くコントロールしてくれたら、部下は効率よく回転する歯車でいられます。

部下を動かすというのは「もっとやれ」と言うことばかりではありません。上手く制御してあげることも大切です。というのも、世の中には、脳の基本回転数が上がりやすく、仕事はよくできるものの、責任を負わせて考え込ませると、どんどん細かいところへ入っていってしまう人もいます。そういう人に必要なのは、誰かが「もういいよ」と言ってくれることです。水野さんの上司も、タイミングよくこんな風に言っていたのかも知れません。「もうそんなもんでいいよ。後は俺がやっておくから、お前は次の仕事をやってくれ」言葉で言わないまでも、そういう雰囲気をつくるのが上手い上司がいるものです。

脳の使い方を変える必要があるとき

水野さんのような人に必要なのは、時間をかけて脳の使い方を改めていくことです。そういうことをしないと、それ以上の成長は望めない時期が、おそらく誰にでもあります。

理想論から言えば、細かすぎる世界に入っていこうとしているとき「もういいよ」と言ってくれる上司を脳の中に持つ。同時に、前の上司のときはなぜ事業開発部の業績が好調だったのかを真剣に考え、新しい思考パターンを脳に組み込んでいけるといいと思います。しかし、それを実現するのには大変な時間がかかるはずですから、当面は、前の上司に代わる自分を制御してくれる存在を環境の中に持つことを心がけるといいでしょう。もっと上の上司でもいいし、部下に自分をチェックしてもらう体制をつくってもいいかも知れません。

究極的なことを言えば、一度役を降ろされるくらいの経験をした方がいい場合もあります。そのくらいの経験をしないと、脳の使い方を本気で変えていこうとは思えないものです。もともと能力が高いはずの人ですから、自分の問題点を冷静に分析し、改善していこうとすれば、上司としてもクリエイティブなお仕事ができるようになっていくと思います。

ケース7の原田さんの場合を改めて考えてみても、何でも屋だった頃には「もういいよ」と言ってくれる上司のような存在を環境の中に持っていたのかも知れません。それも失ってしまっていた。誰でも偉くなってくると、自分を制御してくれる存在を持つのが難しくなってきます。しかも、より大きな仕事を任されるようになる。そのときに脳の使い方を改めていけるか。環境の変化が脳に与える影響を分析し、上手くバランスをとっていけるか。クリエイティブな能力を維持し続けるには、そういうことも必要であるかも知れません。

第八章　「逃げたい心」が思考を止める

脳の中に「感情系」という動物を飼っている

さまざまな脳機能を低下させ、フリーズを引き起こす要因の一つとして、感情の問題があります。人間は強い感情的な刺激を受けると、当たり前にできるはずのこともできなくなる。これは感情系に脳のエネルギーが集中して思考系のエネルギーが落ち、また、感情が行動に影響するのを抑えるためにもエネルギーを割かなければならないからで、結婚式のスピーチなどで極度の緊張に晒されたとき、頭の中が真っ白になってしまうのもこのためです。

感情系は、大脳辺縁系（扁桃体や帯状回など）を中枢とする脳のより原始的な機能で、それが動揺すること自体を意志の力で止めることはできません。分かりやすく言えば、私たちは脳の中に意志とは無関係に動いてしまう動物を飼っているようなところがあります。その動物が、刺激を受けて暴れたり、逃げ出したりしようとする。それを表に出さないよう抑えておく機能は前頭葉にあります。前頭葉の力が高ければ、感情が高ぶっても、それを行動に影響させずにいられる。逆に前頭葉の力が低いと、感情に動かされやすくなります。

しかし、この前頭葉の力が高い・低いというのは、あくまで相対的な問題で、前頭葉の力が低くても、感情系を強く刺激されなければ理性的でいられるはずです。逆に、前頭葉が鍛えられている人でも、その力を超えるほど感情系のエネルギーが大きくなってしまえば、コントロールしきれなくなります。それで感情を顕わにしたり、それを抑えるためにフリーズしたりしやすくなる。冷静だった人が別人のようになってしまうことがあります。

ケース❾ すぐ感情に支配され、頭の中が真っ白になる、元「冷静なキャリアウーマン」

今宮智子さん（仮名。46歳）。フリーの編集者。ディレクター的な立場で仕事をしている。30代で離婚し、女手一つで子どもを育ててきた。今は子どもの受験で頭が一杯になっている。昔からキレ者で仕事はできる。今もできるが、思い通りにならないことも増えている。「デジタル化で自分のやり方が通用しなくなりつつある」と感じ、不安になっている。すぐ感情の堰が切れるようになった。昔のことを思い出して怒ってしまうこともある。夜、魔が差したように感情的なメールを送ってしまい、翌朝後悔することが度々ある。大事な取材や打ち合わせの席で不意に頭の中が真っ白になり、焦ることが多くなった。

初対面の人ばかりに囲まれているのが怖くなり、知人を同席させるようになった。

今宮さんのケースでまず明らかなのは、感情系を刺激される要因が環境の中に多すぎるということです。お仕事では全体を統括する役割を任されている。そのときには、現場にいた頃とは違う大まかさが求められてきますが、前章で解説した通り、下の立場でキレ者に見えていた人が、上の立場に向いているとは限りません。特に女性の場合、おそらく編集という作業では重宝される、細かいところまでよく気がつく能力が、大きな全体を見なければならないとき邪魔になることがあると思います。そうすると、どうしても思い通りにならない部分が増えてくる。真面目な人ほど、それが強い感情系の刺激になってしまいます。

日常的にそういう刺激に晒されている一方で、長期的には「デジタル化で自分のやり方が通用しなくなりつつある」という不安がある。現代のような変化の激しい時代には、こういう不安が起こりやすくなります。何十年もかけて培ってきた技術が、便利な道具の登場であっという間に無意味化してしまう。それでも何らかのアドバンテージは残るものですが、旧来のやり方で高い評価を受けていた人ほど、新しいやり方に移行するのは心理的な抵抗が大きい。道具の使い方から覚えて、若い人たちの後を追いかけなければならないことに理不尽な思いを感じてしまう。それがまた感情系の刺激になるということもあるでしょう。

さらに、家に帰ったら帰ったで、受験を控えた子どもがいる。私も経験しているのでよく分かりますが、子どもの受験というのは、親としては非常に気になります。それでいて、自分の力で解決できる問題ではない。しかも、子どもの方もより不安定な状態になっているので、何をしでかすか分からないところがある。そうすると、仕事をしていても、頭の片隅ではいつも子どものことを考えてしまう。それがまた感情系を高ぶらせる要因になると思います。

こういうときにパートナーがいれば、問題について話し合ったり、不安をぶつけたりして、感情系のエネルギーを発散させることができるかも知れませんが、今宮さんはお独りなのでそれも難しい。一人で悶々と考えて、不安を増幅させてしまうこともあるでしょう。

行動にブレーキがかかりにくくなっている夜に、うっかり冷静さを欠いたメールを送ってしまえば、翌朝後悔し、それがまた自分を追い詰める。そうやって刺激され続けている感情系を抱えているので、キレられる相手の前では思わず感情的になってしまうし、キレられない相手の前ではフリーズする。ささいな動揺ですぐ思考停止の状態に陥ってしまうわけです（女性の場合は更年期障害という問題がありますが、ここでは除外して考えます）。

脳の問題はバランスで考える

感情的になるということを、その場で受けた刺激だけで考えることはできません。脳は何か気になる問題があるときに、それを簡単に忘れて別の作業に集中することはできないので、日常的に多くの不安を抱えている人は、どうしても感情の堰が切れやすくなります。今宮さんの場合も、冷静なキャリアウーマンだったという以前と比べて、もしかすると前頭葉の力は上がっているのかも知れない。しかし、増加した刺激に対応できるほどには成長していないので、あるときからバランスが崩れてしまった。そう考えた方が自然でしょう。その状態を改善させるのにも、バランスをどう整えるかということを考える必要があります。

今宮さんのような人に必要なのは、無闇に前頭葉を鍛えることではなく、まず感情系という動物をなだめること。端的に言えば、自分をもっと積極的に癒すことです。動物を飼ったり、植物を育てたりするだけでもずいぶん違うでしょう。そういう癒しのものを家の中に置くことによって、本人だけでなく、子どもの感情系も安定してくるかも知れません。

また、感情系のエネルギーをどこかで発散させておくことも大切です。発散させないから、それを持ち越してしまうわけで、ジョギングをしたり、カラオケで熱唱したりということをすれば、むしろ感情系のエネルギーを持続させることの方が難しくなります。

感情系の刺激を思考系の問題に置き換える

それから、感情系の刺激を思考系の問題に置き換えて解決していくことも重要です。感情系という動物がもっとも興奮するのは、飼い主である思考系が解決してくれそうもない大きな問題に直面したときで、そのときには怯えて逃げ出そうとします。しかし、本当に思考系で処理し得ない問題というのは、そうあるものではありません。たいていの場合は、処理せずに放置している問題が積もり積もって、大きな問題のように感じているだけです。

私の外来でも、いろいろな不安が重なり、現実逃避の願望を実現させる手段として、自らをボケさせようとしているかのような人がいます。そういう人がボケ症状に陥ると、本当に治りにくい状態になってしまう（場合によっては精神科医やカウンセラーによる治療も必要かも知れません）。ところが、その入り口の段階にある患者さんたちにヒヤリングをしてみると、一つ一つの不安の発生源は意外と小さな問題であることがあります。それを、

「ああすればいいんじゃないですかね」

「いや、それはこういう問題があるからダメですよ」

「じゃあ、こうしてみたらどうですか」

と、患者さんと一緒に解決方法を考えてみる。もちろん、ただの医者である私が実際に問題を解決できるわけではないし、私の意見など大して参考にもならないと思いますが、そうやって感情の発生源を分解し、思考系の問題として解決しようとする姿勢を持つことが大事なのです。そういう姿勢を持つことができれば、感情系の興奮は鎮まっていきます。

今宮さんのようなキャリアをお持ちの方が、年をとるごとに辛くなるのは、いつの間にかそういうことを話し合える相手が周りにいなくなっている場合があるからです。特に同世代

の同じ立場の相手が身近にいれば、同じ問題を抱えていることが多いですから、

「こんなことで悩んでるんだけど」

「あなたもそうだったの。私はこうやって解決したよ」

という風に、お互いの意見交換を通して、その世代、その立場なりの問題解決を学んでいくことができます。そういう経験を重ねていくと、感情系の刺激を思考系の問題に置き換えて解決するという姿勢が定着しやすくなる。現代のような変化の大きい時代には、そういう機会を持つことがとても重要です。


ところが、今宮さんのようなお仕事のできる女性は、同世代の友人の多くが主婦になるなどして、立場が違ってしまっている。また、同業者には弱みを見せたくないという思いが強く、同じ立場にいる相手を遠ざけてしまっている場合もあるでしょう。そうすると、思考系で処理しない問題をため込んでしまいやすくなります。

なかなか難しいことですが、長い目で見たときには、本当に腹を割って話し合える相手を持つということが、感情を上手くコントロールしていく上で不可欠です。

ときには「まあいいや」と思うことも大切

また「大事な取材や打ち合わせの席で、不意に頭の中が真っ白になり、焦ることが多くなった」というのは、完璧を求めすぎているからかも知れません。複数の慣れない相手と仕事上の大事な話をしなければならないというのは、さまざまな高次脳機能を使う非常に高度な活動ですが、これまで書いてきた通り、私たちはいつの間にか何かをしなくなり、脳機能を低下させていることがあります。また、その日の体調ややる気によっても左右されるので、常に一〇〇パーセントを求めてしまうと、そこにどうしても自分の力では解決できない何パーセントかが発生してしまいます。それが感情系の刺激になって余計にフリーズしやすくなる。そういう部分を小さくしていくことも必要でしょう。

私自身のことを言えば、テレビやラジオでもよくお話させていただいていますが、もともと人前で話すのが得意ではありません。特に眠かったり疲れていたりするときには、余計に上手くしゃべれない。でも、そのときの最善を尽くしても完璧にはできないということを最初から自覚しているので、頭の中が真っ白になるようなことはありません。途中でつかえても、「まあ、いいや」と思うことができ、それが感情系の刺激にはならないのです。あまり「まあいいや」と思いすぎていると、せっかくの機会が思考系を鍛える場にならなくなってしまいますが、ほどほどに「まあいいや」と思うのはいいことです。

脳の成長、親と同居することの意義

さらに、感情を抑制する前頭葉の力を高めていくことも必要でしょう。ある程度の年齢、立場になってくると、若い頃に比べて、周りに遠慮する必要がなくなってきます。それでも周囲の人たちと緊張関係を保っているうちはいいですが、一度感情の堰を切って押し切れた経験を持つと、感情を顕わにすることに抵抗を感じなくなってきます。そうすると、感情を抑制する場面が少なくなり、たまに感情の堰を切ることが許されない相手と話すのが怖くなる。今宮さんの場合もそういう問題があるのだとすると、キレられない相手を身近に置いて、日常的に感情を抑える場面をつくるということが有効な対策になると考えられます。

相手の都合もあるので、身近に置くといっても簡単ではないと思いますが、一つの提案として、親と同居するというのはどうでしょうか。社会的な立場がどれだけ偉くなっても、親子の関係に変わりはありません。年齢の高い人ほど、親に対しては感情的になれないはずです。親と同居すると、必然的に感情を抑制する場面が日常生活の中に増えてきます。

そもそも、私たちが生まれたばかりで、感情系に動かされる動物そのものであった頃、最初に感情を抑制する力を身につけさせたのは親です。社会に出て長い年月が経ち、脳のバランスが崩れてきたとき、再びその存在を利用することがあってもいいと思います。

環境から逃げるとボケに向かってしまう

逆に、今宮さんのような人にいちばんお勧めできないのは、フリーズする場面から逃げるということです。「初対面の人ばかりに囲まれているのが怖くなっているのなら、そういう場に出るのをやめたらいいじゃないですか」と。そういう方向に仕向ければ、一時的には楽になるに決まっています（そうすることがやむを得ない場合もあります）が、一度そうやって感情系の要求に従って逃げてしまうと、どんどん活動が小さくなっていくものです。訓練の機会を失って、感情を抑えながら思考系を働かせる力がますます落ちてしまい、より感情的に楽な場面でもフリーズするようになる。そこからも逃げたくなる。もっとできなくなる……。そういう経過を辿って社会から逃避し、ボケてしまうということがあります。

次のケースは、状況がかなり違いますが、感情系に動かされて社会から逃避し、活動が非常に小さくなってしまっている人の例です。本書で解説してきた「脳はボケるようにできている」「脳は環境によってつくられる」ということを念頭に置いて読んでみて下さい。

ケース⑩ 集中力が続かず、空白の時間が増えていく、「勝ち組」志向の司法浪人生

矢島哲さん（仮名。28歳）。不本意な大学に入り、就職難の時代に不本意な企業に就職。25歳のとき「このままでは一生負け組だ」と思い、司法書士になろうと思い始める。当初は仕事と勉強を両立させていたが、勉強に専念するためと理由をつけて退職。1日10時間の勉強を自分に課し、半年後に行政書士を受験。自信はあったが不合格。やる気を失い、集中が続かなくなった。頭が働かず、記憶力の低下も著しくなった。少し上の空でいたつもりが何時間も過ぎていた。いつの間にか1年が過ぎていた。

同窓会で旧友たちの年収や役職を知り、「もう後戻りできない」と強く思った。
好きな音楽を聴いたり、本を読んだり、感情の安定に時間を費やすようになった。
インターネットの中のコミュニティに入り浸り、孤独を紛らせる時間が増えた。

矢島さんのケースのポイントは二五歳のときにあると思います。「『このままでは一生負け組だ』と思い、司法書士になろうと思い始める」。このこと自体は必ずしも悪いことではありません。その衝動に動かされてお仕事と勉強を両立させていた頃、矢島さんは理想的な脳の使い方になっていたと思います。問題なのは、簡単に会社を辞めてしまったことです。

活動はマルチにしておかなければいけない

脳を上手く使うには、活動をある程度マルチにしておくことが必要です。仕事と趣味を両方熱心にやってきた人が、仕事を辞めて趣味に専念できる環境をつくったら、その趣味に以前ほど魅力を感じなくなってしまったということがあるように、活動をシンプルにすると、その方向に向かうベクトルがどんどん小さくなってしまうということが起こります。二つ以上のベクトルを持っていると、ある方向に向かう活動の中で受けた感情系の刺激が、別の方向に向かうやる気を増幅させて、そちらのベクトルで前に進むということが起こる。ところが、その片方をなくしてしまうと、やる気を維持するのが難しくなってしまいます。

矢島さんの場合も、行政書士の受験に失敗したとき、会社を辞めていなければ、お仕事に向かうやる気が増幅され、そちらで前に進んだかも知れない。ところが、勉強しかしない環境をつくっていたために、不合格のショックを別の活動に流すことができず、司法書士を目指すというベクトルが一気に小さくなってしまったのだと考えられます。

やる気も環境によってつくられている

強い不安や怒りといったネガティブな感情に動かされようとしているときにも、感情の発生源を冷静に分析してみる必要がありますが、逆に強いポジティブな感情に動かされようとしているときにも、それを疑ってみる必要があります。なぜなら、やる気というのも環境によってつくられているもので、その環境を離れたら消えてしまうかも知れないからです。

すべての面で満足のいく環境を整えたら、やる気が湧いてくるのか言うと、そうとは限らず、不満足な環境にいて、面白くない刺激を受け続けることがやる気をつくっている場合もあります。矢島さんのやる気をつくっていたのも、おそらく不満足な環境です。会社でいろいろなお仕事をさせられて、不満が増幅していたのだと思いますが、その不満が勉強に向かうやる気を増幅させる形で発散されていた。そういう共鳴関係があったはずです。

感情的な人は極端に走りやすい

少し厳しい言い方をすれば、司法書士になりたいと思い立ったこと自体、本当に意志的・計画的な判断だったのかということも、考え直してみる必要があるかも知れません。

感情系に動かされやすい人の特徴として、発想が極端から極端に走りやすいということがあります。快か不快か、好きか嫌いか、面白いか面白くないか。それだけで物事を決めてしまう。これに対して、思考系の力が強い人は中間を考えようとします。ここのところは面白くないが、ここのところは面白い。ここをこうしたらもっと面白くなるんじゃないか。そういう発想が出てきやすいのが、思考系の高い、前頭葉がよく機能している人です。

矢島さんの場合、「同窓会で旧友たちの年収や役職を知り、『もう後戻りできない』と強く思った」という項目に象徴されている通り、発想が極端なところがあります。年収や役職にいくら差があろうと、まだ二〇代ですから、冷静に考えれば、取り返しがつかないなどということはないはずです。年収や役職では負けているけれど、自分にはこういうプラス材料がある、何歳までにこうなっていれば差が縮められるはずだ、と。そうやって状況を分析し、計画を立てて差を埋めていこうとするのが理性的な考え方でしょう。それをしないで、いきなり勝ちか負けかで判断し、一発逆転しかないと考える。これは明らかに感情系の動きです。司法書士になろうと思い立ったのも、そういう発想からきているように感じられます。

ただし、そうやって感情系に動かされることが絶対に悪いというわけではありません。人間が大きく成長していくときには、後から考えると軽率ともとれるような決断をしている場合がよくあります。しかし、矢島さんの場合、やはり問題なのは、勉強と両立できていたのに会社を辞めてしまったこと、自己満足できる環境をつくってしまったことです。

人がボケていくときの典型的なパターン

会社を辞めたということは、やる気の発生源を消してしまっただけでなく、自分を歯車として回転させる環境を失ったことも意味しています。そうすると、前章で解説した通り、基本回転数が落ちてしまう。仕事と勉強を両立させていた頃には、「仕事をしているのにこれだけ勉強ができているのだから、仕事を辞めたらもっとできるはずだ」と考えたかも知れませんが、本当は仕事と両立させていたから勉強もはかどっていたのかも知れないのです。

やる気を失い、基本回転数も落ちてしまったら、もう一日一〇時間も勉強を続けるのは難しいでしょう。無理矢理続けようとしても、上の空になってしまい、勉強をしても頭に入らなくなってきます。理解する力も考える力も記憶を引き出す力も落ちてしまう。そのうちに意志的・計画的に行動する力が決定的に弱くなってしまい、一日中「好きな音楽を聴いたり、本を読んだり」して過ごすという、感情系の奴隷のような人になっていきます。

じつはこれは、人がボケていくときの典型的なパターンです。まず、何らかの事情で自分を回転させる環境を失う。それで本当に何もすることがなかったら、人は退屈に耐えられなくなって動き始めるものですが、下手にやることがあるために、そこで止まってしまう（これは定年退職後にボケていく人の場合でも同じで、まったくすることがない人より一つだけ気になることがある人の方が危ないと私は考えています)。そういうときにもう一つ人を動かすのは孤独ですが、今はインターネットでそれが紛らわせやすいので、社会から離れていても、耐えきれなくなるほどの孤独を感じることが起こりにくいのかも知れません。

「意志を持った歯車」でいることが大切

矢島さんのような状態に陥っている人にいちばん必要なのは、高次脳機能外来で治療を受けることではないと思います。もちろん、低下させてしまった脳機能を回復させるトレーニングや生活の改善プログラムを一緒に考えてはいきますが、それだけでは問題の根本的な解決にならないでしょう。私からできる最大のアドバイスは、次のようなことに尽きます。

「社会の歯車である環境に還りなさい」

最初は週二日のアルバイトでもかまわないので、とにかく自分を回転させる環境を持つことが大切です。もともとは司法書士を目指そうという人ですから、高校生や大学生に混じってアルバイトをしていたら、きっと不満が募っていくと思いますが、それを受け止めなければいけない。そういう違う活動の中で受ける刺激を完全になくしてしまうと、勉強に向かうやる気を維持し続けるのが難しくなってしまうのです。活動をマルチにしておいて、あるところで受けたネガティブな刺激を、あるところでのポジティブな活動の原動力にしていく。そういう共鳴関係があるから人は頑張れるし、どこかに進んでいくことができます。

基本回転数が落ちているときには、簡単なアルバイトですら大変に感じると思いますが、そのうちに回転数が上がって物足りなくなってくるでしょう。そうしたら、少しずつ、より忙しい環境に移っていけばいいわけです。気がついたら、司法書士に合格する前に、そちらのベクトルで偉くなっていたということがあるかも知れません。私が出会った患者さんの中でもっとも劇的に変わった例では、一流大学を出たものの、どの仕事にも満足できず、結局何もしない人になっていた。それでボケ症状というほどではないもののフリーズする脳になっていた人が、警備員のアルバイトからやり直し、少しずつ別の仕事に向かうやる気を増幅させ、より忙しい環境に移っていって、現在では企業の要職に就いているというケースがあります。歯車として環境の中で動かされていると、そういう流れが生まれる。

歯車というと、どうしても意志のない存在のように受け取られがちですが、自分を回転させるためにそこにいる、意志を持った歯車ならいいのではないでしょうか？

現代人に不可欠な脳の自己管理

前頭葉を中心とする思考系を働かせ、感情をコントロールしながら、人生をよりよくしていこうとするのは、誰にとっても大変なことです。前頭葉が機能しているときには「自分はこうありたい」という理想の姿を明確に思い描くことができ、しかもそうはなれていない自分の現状も冷静に分析できるので、どうしてももどかしいし、不満が募ってきます。

かといって、思考系を働かせるのをやめ、感情系に身を任せたら楽になれるのかというと、決してそうではない。ささいな刺激がすべて感情系を波立たせ、しかもそのエネルギーがどこにも発散されない世界で四苦八苦しなければならなくなる。私の外来を訪れる「働かない若者」を見ると、働きすぎている人と同じくらい憔悴《しょうすい》していることがよくありますが、実際に彼らは苦しいはずです。しかも、そのままいけばボケるしかなくなってしまう。

本書では「脳はボケるようにできている」と書いてきました。さまざまな脳機能を司っている神経細胞のネットワークは、日常的に訓練されていなければ衰退し、無意味な細胞の集まりに戻ってしまう。しかも脳は、むしろ積極的にその訓練の機会をなくさせようとしているところがあります。これは脳の原始的な機能である感情系がそれを求めるからで、その要求に従っていくと、最終的には何もしない人になっていくというのが私の考えです。

現代のような変化の激しい時代には、誰でも思考系を働かせて目の前の問題を一つずつ解決していくことから逃げたくなるし、効率を求めすぎる社会の中で、強制的に脳の使い方を偏らされているようなところもあります。それでも私たちは、歯車でい続けなければいけない。人間は社会的な生き物であり、脳は環境によってつくられるものだからです。

その中で自らをボケさせないためには、活動をある程度マルチにし、また、脳の使い方をこまめにチェックしていくことが必要です。自己満足的な環境をつくり、裸の王様になってしまっていないか。いつの間にか何かをしなくなり、低下させている脳機能はないか。フリーズという現象に注目しておくと、そのことに気づきやすくなるはずです。

あとがきに代えて――脳の若さを保つには

私の外来に、もう一〇年以上も通われているおばあさんがいます。通院されているといっても、どこか悪いところがあるわけではありません。むしろ九〇歳近い年齢にしてはお元気で、脳も聡明すぎるほどです。私と病院をご自分の脳の健康に上手く利用されています。週に一回、代々木のご自宅から北品川までタクシーで来て、私と話して、帰りは少し歩いて電車を使う。宿題を出すと、真面目な人なので毎回必ずやってきます。新聞のコラムを書き写し、それを病院で音読してもらったり、図形のコピーを渡して書き写してもらったりするのですが、鉛筆で一字一字丁寧に書き、まっすぐな線を引くときには定規を使い、きれいに仕上げてくる。さらに毎朝、近所にある明治神宮の森を散歩されているそうです。

十数年前に初めて来院されたとき、おばあさんは「私は誰？」というほどの深刻なボケ症状に陥っていました。その彼女が地道なトレーニングを続け、眠っていた脳機能を目覚めさせていき、こんなに若々しい脳の状態を保っている。最近では外来に来ても、「私は先生と会ってからバカになったよ」

とよくおっしゃいますが、もちろんそんなことはありません。こういう冗談が言えるのは、前頭葉機能を使って相手の思考や感情を読めているからで、脳が健全な証拠です。ボケ症状に陥っても、本人の努力次第でここまで回復するということに私も驚かされています。

このおばあさんが続けているトレーニングの中には、目を動かして情報を取る、長い文章を理解しながら読む、短期記憶を使う、手を動かして斜めの線を引く、緊張する相手と話す、全身をバランスよく動かすという要素があります。こういったことを続けるだけでも脳機能は維持できる。逆に言えば、若いのにボケていってしまう人たち、フリーズする脳の状態になっている多くの現代人は、その程度のことすらしなくなっている場合が多いのです。

本書では、これまでに「フリーズする脳」という状態をさまざまな角度から考察してきました。それは何らかの脳機能がいつの間にか低下しているために「不意に何かができない」ということが起こりやすくなっている状態であり、また、感情系のエネルギーが相対的に高くなっているために、思考系を上手く使えなくなっている状態でもあります。いずれの場合でも、確実に言えるのは、放置しておけば深刻なボケ症状につながりかねないということです。逆に言えば、フリーズする脳の段階で気づき、適切なトレーニングや生活の改善をしていけば、それ以上状態が悪くなっていくのを防ぐことができると私は考えています。

まったくフリーズしない、つまり、いつもベストな状態で脳が使えていることが理想的なのは言うまでもありませんが、現代のような脳の使い方を偏らせる要因が多い時代では、それは難しいのかも知れません。忙しすぎる仕事を抱え、身近にある便利で魅力的な道具を使い、普通に生活しているだけでも、私たちはさまざまなことをしなくなっていきます。そしていつの間にか、記憶を引き出す力や情報を組み立てていく力、組み立てたものを脳の中で保持しておく力、聞き分ける力などを少しずつ低下させ、話している最中などに、

「…………」（あれ？　今何を言おうとしていたんだっけ？）

ということが起こりやすくなっている。要するにフリーズすることが増えている。本書で書いてきた通り、こういう症状を進行させていった結果として失うのは、おそらく豊かなコミュニケーション能力だけではありません。パソコンやインターネットなどの道具では補うことのできない、人間ならではの創造的な力も低下させることになると思います。

また、感情系を刺激されやすい時代の中で、誰もが「逃げたい心」を抱えている。一方で、それを抑えておくべき前頭葉の力は個別化社会の影響で鍛えられにくくなっているので、フ

リーズしたり、感情に動かされたりしやすくなっている。そういう時代でもあると思います。そこから逃げようとして、ボケに向かってしまっている人も少なくないでしょう。

現代人に必要なのは、「フリーズしない脳」を目指すことではなく、フリーズする脳になっていることに気づいたとき、こまめに脳の使い方を改めていくことだという風に、本書を書きながら私の中で考えが変わっていきました。フリーズという現象自体は、誰でも経験しているはずの日常的な出来事ですが、それが起こることが増えているときに、どういう場面でフリーズするのかということを冷静に見ていくと、脳の使い方の問題が浮き彫りになってきます。本書では、実例の解説を通して、その分析の指針も示してきたつもりです。

もちろん、脳はもっと微妙なバランスで成り立っているもので、簡単に説明できてしまったら嘘になります。そこのところは慎重である必要がありますが、だからといって「脳のことは分からない」とブラックボックスに入れてしまうのではなく、自分の脳を診て、管理していこうとする姿勢を持つことが大切です。あまり細かく考える必要はなく、「最近、思い出す努力をしていないから、もっとその脳機能を使うようにしよう」とか、「もっと意識して目を動かそう」とか、その程度でかまいません。要は、大まかな方向性として問題を捉えることが大切で、それを日常的にしていくと、毎日の生活がずっと楽になってきます。

なお、本書ではできるだけ分かりやすく、専門的な用語を使わずに解説するよう心がけてきましたが、それでは物足りないと感じた読者もいるかも知れません。そういう方には、私がこれまでに書いてきた『働きざかりの脳がなぜボケる』『ボケ連鎖』『若年性健忘症を治す』（講談社）、『わかりやすい脳の機能とボケの知識』『ボケを防ぐための脳機能トレーニング』（オーム社）、『ど忘れ　あなたの脳のキケン信号』（ネスコ）などもお読みいただければと思います。それぞれ焦点を当てている問題が違い、また、今の私とは考え方が異なっている点もありますが、脳の性質とボケについて、より深くご理解いただけるものと思います。

最後になりましたが、本書を読んで下さった読者の皆様、どうもありがとうございました。皆様の脳がいつまでも健康であることを心よりお祈りしております。

二〇〇五年一〇月

築山 節

企画・構成＝東京ライターズ・アクト
校正＝鶴田万里子
DTP＝ydoffice＋kai

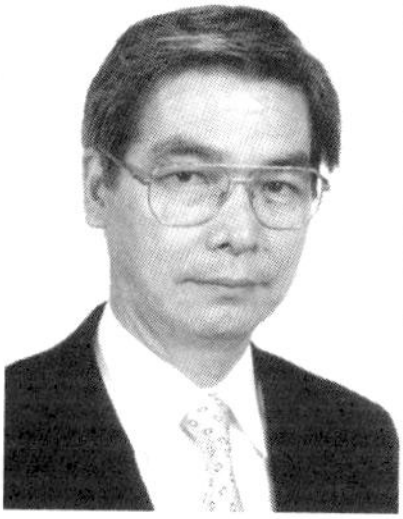

築山　節（つきやま・たかし）

財団法人河野臨床医学研究所理事長。一九五〇年、愛知県生まれ。日本大学大学院医学研究科卒業。医学博士。埼玉県立小児医療センター脳神経外科医長、河野臨床医学研究所附属第三北品川病院長を経て現職。脳神経外科専門医として数多くの診断治療に携わる。九二年、脳疾患後の脳機能回復を図る「高次脳機能外来」を開設。著書に『ボケ連鎖』（講談社）、『脳が冴える15の習慣』（NHK出版）ほか。

生活人新書 163

フリーズする脳　思考が止まる、言葉に詰まる

二〇〇五（平成十七）年十一月十日　第一刷発行
二〇〇九（平成二十一）年四月十日　第十六刷発行

著者　築山　節

発行者　遠藤絢一
発行所　日本放送出版協会
〒一五〇―八〇八一　東京都渋谷区宇田川町四一―一
電話　（〇三）三七八〇―三三二八（編集）
（〇五七〇）〇〇〇―三二一（販売）
http://www.nhk-book.co.jp（ホームページ）
http://www.nhk-book-k.jp（携帯電話サイト）
振替　〇〇一一〇―一―四九七〇一

装幀　山崎信成
印刷　太平印刷社・近代美術　製本　藤田製本

Printed in Japan
ISBN978-4-14-088163-7 C0247

さらりと、深く。——生活人新書　好評発売中！

272 **弁慶はなぜ勧進帳をよむのか**
日本の精神文化と仏教●小峰彌彦
意外に知られていない大衆芸能と仏教の強い結びつき。歌舞伎や能などの中に息づく仏教の諸相を明快に解き明かす。

273 **うわさの日本史**●加来耕三
火のないところに煙は立たない。日本史上を駆け巡った幾多の「うわさ」の真相に迫り、歴史のミステリーとロマンを現代に伝える知的興奮の書。

274 **中国という難問**●石川　好
中国で体感した、その大きさ、広さ、深さ、多さ。「不思議の国」の実像に迫り、日本人の中国観、隣国との付き合い方に再考を促す。

275 **アジア人との正しい付き合い方**
異文化へのまなざし●小竹裕一
アジアの隣人たちを恐れるのではなく、彼らといかにうまく付き合っていくのか。移民受け入れ時代の日本を考える出色の異文化入門。

276 **金融大崩壊**「アメリカ金融帝国」の終焉
●水野和夫
未曾有の金融クライシスの本質は何であるのか、そして、世界と日本の今後はどうなっていくのか。気鋭エコノミストが鮮やかに読み解く。

277 **人生の質を高める時間術**●野村正樹
仕事の効率を高め、浮いた「時間資産」を私生活の充実に転用する。自分の人生を取り戻すための、とっておきの時間活用術。

278 **デジタルネイティブ**次代を変える若者たちの肖像
●三村忠史　倉又俊夫　NHK「デジタルネイティブ」取材班
ネットで繋がり、新たな価値や事業を生み出す新世代の若者たち。世界を一変させる可能性を秘めた彼らを追うNHKスペシャルの出版化。

279 **ブッダの詩《ことば》**知恵と慈悲のかたち●奈良康明
情報や知識を得ることのみに性急な現代人。どこかに置き忘れた「心」の大切さ。やわらかな言葉でブッダ永遠の真理がいま甦る。